メンタルサポート教室
~ストレス病の予防と治療のためのアプローチ~

横浜労災病院 勤労者メンタルヘルスセンター
桃谷裕子　山本晴義　共著

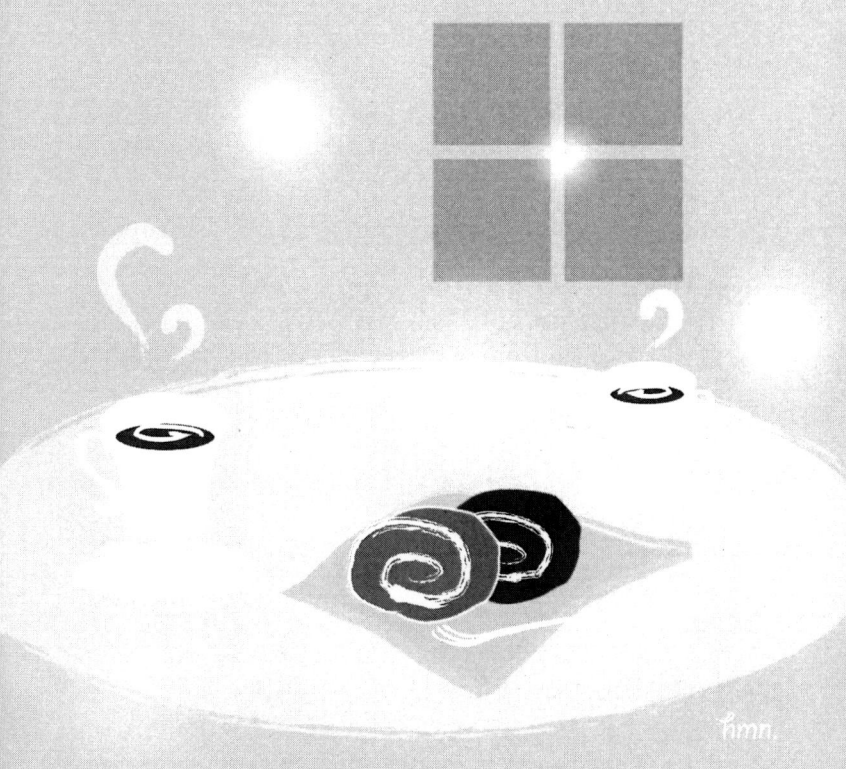

株式会社 新興医学出版社

序文

　「あんなことを言わなければよかった」「あの人がちゃんとやってくれれば…」などと、過去や他人のことで思い悩むことはよくあることです。しかし、「過去」と「他人」を自分で変えることはできません。いくら過去を悔いても過去に戻ってやり直すことはできませんし、他人を変えようと思ってもそれはとても難しく、逆にストレスになってしまうことが多いものです。それに対して、「これから」と「自分」は自分で変えることができます。今の自分を変えていこうと思う気持ちが大切です。誰でも自分を変える力を持っています。そのことに気づき、「これから自分は変わるんだ」と思い、日々実践していきましょう。この考え方は、ストレス病の予防にも治療にも重要です。

　日々実践できる方法として、まずお勧めしたいのがライフスタイルの改善です。健康的な生活習慣は心身の健康づくりのための基盤となります。そして、身近なサポーターをたくさん持つことです。元気なときには自分一人の力で何でもやっていけますが、周囲の支えや助力が必要なことも少なくありません。自分を支えてくれるような、そして自分も周囲を支えるような人間関係を意識的につくるようにしましょう。ほかにもさまざまな方法をこの本の中で紹介しています。今の自分の考え方や行動は、人生のさまざまな経験などの積み重ねで身につき習慣化したものでもあります。それがうまく機能すれば適切な対応ができます。しかし、もしうまく機能しないときがあるとしたら、その

ときはそれをより良く機能する新しいものへと変えていけばよいのです。ミツバチは花から花へと飛び回って地道に蜜を集めますが、それが植物の受粉を助け、花の命をつなぎ、ついにはたくさんの花を咲かせることになります。回り道に思えても小さな行為が積み重なって少しずつ前進していれば、いつか大きな成果に結びつくものです。

　この本で紹介する方法の多くは、実際に病院などで専門家（精神科医や心療内科医、臨床心理士など）の指導の下で行われているものですが、自分でできる対処法としても活用することができます。現代のようなストレス時代には、自分でできる対処法を身につけ、ストレスをためないように日ごろからセルフケアを行うことは大切なことです。自分で対処できるという気持ちもまた、ストレスを和らげるのに役立つことでしょう。

　なお、この本で取り上げているストレス病（うつ病やパニック障害、強迫性障害、社交不安障害など）については、姉妹書の『心とからだの健康教室 〜ストレスと病気のガイドブック〜』（新興医学出版社）で最近の話題を織り込んで解説しています。適切なストレス病の予防や治療を行うためには、基本的なストレスと病気の関係を知り、ストレス病について理解を深めることが大いに助けとなります。

　本書を手に取っていただいた皆さまとともに、ストレス時代を生き生きと過ごす知恵を多少なりとも分かち合えるならば、これにまさる喜びはありません。

　　　　　　　　　　　　2009年11月　桃谷裕子、山本晴義

目　次

第Ⅰ章　ストレスをためない健康習慣

1. あなたのストレス状態は？ …………………………3
2. 上手なストレス対策とは …………………………5
3. 健康的なライフスタイルがすべての基盤である ……7
    規則正しい生活が快眠を生む…………………13
    ストレス解消に効く栄養素……………………18
4. 適切なサポートを求める……………………………24
5. 自分流のストレス解消法を見つける………………26
6. 感謝の心を持つ………………………………………28
7. 笑う……………………………………………………29
8. 成功体験を積み重ねて自信をつける………………32
9. レジリエンシーを高める……………………………33

第Ⅱ章　リラクセーション法　〜心と身体をほぐす〜

1. リラクセーション法とは……………………………37
2. 自律訓練法……………………………………………38
3. 筋弛緩法………………………………………………52
4. 腹式呼吸法……………………………………………55

第Ⅲ章　認知行動療法　〜気持ちが楽になる〜

1. 認知行動療法とは……………………………………61
2. うつ病の認知療法……………………………………63
3. パニック障害の認知行動療法………………………78
4. 強迫性障害の認知行動療法…………………………85
5. 社交不安障害の認知行動療法………………………90

第Ⅳ章　アサーション
　　　　～さわやかなコミュニケーション～

1. アサーションとは ……………………………………105
2. アサーティブになることを阻むもの ………………112
3. アサーティブになるための方法 ……………………117

引用・参考文献 …………………………………………139

第Ⅰ章

ストレスをためない健康習慣

1. あなたのストレス状態は？

　ストレスがたまっていても、自分ではあまり気づいていない人も多いようです。ストレスによる不調が、何となく具合が悪い、気分が晴れないなど、はっきりしないこともあって、重大に考えず、そのままにしてしまうことがあるのでしょう。また、「自分はこんなに弱いわけがない。もっと頑張れるはずだ」「まだ仕事はできているし、この仕事さえ終われば休めるのだから」と弱った自分を受け入れられず、無理を続けてしまうこともあるでしょう。このような場合、自分が感じている以上に、身体や心には疲れが出ていることがあります。

　しかし、例えば、「胃が痛くてもいつものことだから」と気にも留めずにいると、ストレスがたまっていることに気づかないまま、ある日突然心身の不調や病気に陥ってしまうという事態にもなりかねません。

　心と身体の健康を保つための第一歩は、まず自分のストレス状態に気づくことです。

　表1は、ストレス初期から現れやすい症状（初期ストレス症状）と慢性ストレス期に現れやすい症状（慢性ストレス症状）をそれぞれ頻度順にまとめたものです。これを参考に、今のあなたのストレス状態をチェックしてみましょう。

　カナダの生理学者セリエは、ストレスは身体や心の働きの中でも特にストレッサーの攻撃に弱い部分に現れ、機能

表1 初期ストレス症状と慢性ストレス症状

初期ストレス症状（頻度順）

1. 目が疲れやすい
2. 肩がこりやすい
3. 背中や腰が痛くなる
4. 朝、気持ち良く起きられないことがよくある
5. 頭がスッキリしない（頭が重い）
6. 立ちくらみしそうになる
7. 夢をよく見る
8. 手、足が冷たくなることが多い
9. 食べものが胃にもたれることが多い

慢性ストレス症状（頻度順）

1. なかなか疲れがとれない
2. 何かあるとすぐに疲れる
3. 腹が張ったり、痛んだり、下痢や便秘をすることがよくある
4. 少しのことで腹が立ったり、イライラしそうになる
5. 人と会うのがおっくうになった
6. 仕事をする気が起こらない
7. 口の中が荒れたり、ただれたりすることがよくある
8. よく風邪を引くし、なかなか治らない
9. 舌が白くなることがある
10. このごろ体重が減った
11. 深夜に目が覚め、なかなか寝つけない
12. 好きなものでもあまり食べる気が起こらない

（村上正人, 桂 戴作：ストレスの早期発見, その対策と治療法. ストレスと人間科学, 3：9-12, 1988.）

障害を起こすと報告しています。その部分は一人ひとり違っていて、循環器に現れる人や、消化器に現れる人、頭痛

に悩まされる人などさまざまです。

　ストレスの初期症状が現れたら、心が疲れていると思って、休養をとったり、気分転換やリラクセーション法を行ってみましょう。ストレスの初期症状を放置し続け、それが慢性のストレス状態となってしまうと、症状はさらに深刻になり、生活にも影響を及ぼすようになってきます。症状が強く辛いときは、無理をせず早めに専門医（心療内科医や精神科医）に相談するようにしましょう。

　これらの症状は、身体が出すSOSサインです。こうしたサインを見逃さないようにして、気づいたらすぐに何らかの対策を実行しましょう。

2. 上手なストレス対策とは

　ストレッサー（ストレス要因）に曝（さら）されたとき、それをどのように受け取り、どのような対処をするかは人それぞれです。ストレス対策がうまくいくかどうかは、次の3つの要因の組み合わせで決まります。

①ストレッサーの質と量（種類や大きさ）
②認知的評価（受け取り方・考え方）
　例：自分にはどうすることもできないと考える、何とか対応できると考えるなど

> ③コーピング（対処）
> 例：問題に背を向ける、人に八つ当たりする、好きなスポーツに没頭して汗を流す、趣味を楽しむ、問題を解決する方法を模索する、誰かに助けを求めるなど

　①は外的に規定されます。この場合のストレッサーは、職場や家庭、学校、地域など、その人が所属する何らかの環境の中で起こっている出来事と考えられますので、まずそれらのストレッサーを減らすことが必要です。緊張して安心できないような環境ならば、それを調べて改善するための対策に努めることが重要です。ただし、その対策は困難であったり、限界があったりすることも多いものです。そこで、このような環境調整と同時に、ストレスをためないための対策も行っていくことが重要になってくるのです。それが②と③へのアプローチです。

　②と③は自分の認知（考え方）とそれに基づく行動によるものですので、自分で修正したり工夫したりすることが可能なものなのです。

　その工夫の一つとして、「すべて自分で解決しなければならない」という考え方から「誰かに助けを求めよう」という別の考え方に変えて、サポーターの力を借りるという方法があります。また、ワーカホリックの人は、仕事以外の生きがいを持ったり、ゆっくり休みをとる方法を学ぶなど、ライフスタイルの見直しをするのもよいでしょう。工夫次第で、過剰なストレスをためずに済みます。

ストレス対策には、健康的なライフスタイルに改善する、適切なサポートを求める、ストレス解消法を行う、リラクセーション法で心身の緊張をほぐす、ものごとの受け取り方や考え方を変えて別の角度から考えてみる、上手にコミュニケーションをはかるなど、さまざまな方法があります。

　この本では、ストレス対策として②と③に焦点を当てたさまざまな対処法を紹介していきますので、あなたに適した方法をぜひとも取り入れてください。大切な点は、単独の方法に固執するのではなく、異なる視点を含んだ複数のレパートリーを身につけて、いくつもの方法を組み合わせることです。

3. 健康的なライフスタイルがすべての基盤である

　ライフスタイルとストレスは切り離せない関係にあります。健康的なライフスタイルは全般的なストレス耐性を高めますし、心身症に含まれる生活習慣病の改善はもちろん、さまざまな治療法が効果を発揮する基盤でもあります。ストレス状態にある人は、まずライフスタイルを見直してみるとよいでしょう。

1) 週単位の生活から"日単位"の生活に切り替える

古代ギリシャの医聖ヒポクラテスは「毎日の生活の中に5つの要素をきちんととりなさい」と言っています。これは、毎日の生活の中に「運動、労働（勉強）、睡眠、休養、食事」の5要素をバランス良く取り入れるということです。ところが、現代人の多くは週単位のリズムで生きています。月曜日から金曜日まで働いて週末にまとめて心身の疲れをとろうと思っても、現実には十分に休めないことが多いものです。そのためストレスは解消できず、結果的にたまってしまい、月曜日の朝になると憂うつになる人が多く見られます。

そこで、考え方を少し変えて、週単位の生活から"日単位"の生活に切り替えることをお勧めします。これは「1日決算主義」の生き方です。ストレスを翌日に持ち越さず、毎日を生き生きと送る生き方なのです。健康な心身は、毎日の生活習慣の積み重ねでつくられます。夜寝るとき、「今日はいい1日だった」と思うような生活を365日、生涯送ってほしいと思います。

表2で、毎日5要素がきちんととれているか、あなたのライフスタイルをチェックしてみましょう。

2) 運動

「仕事から離れて"いい汗"をかく」という健康運動習慣を持つことが大切です。1日15分でもよいのです。15

表2　健康的なライフスタイル・チェック

運動	1日15分、仕事から離れて"いい汗"をかいていますか？ 無理せず、マイペースで運動をしていますか？ 競技ではなく、楽しみながら運動をしていますか？
労働	仕事に意義ややりがいを感じていますか？ 働き過ぎになっていませんか？ 仕事上での人間関係はうまくいっていますか？
睡眠	寝つきや目覚めは良いですか？ 自分にあった十分な睡眠時間がとれていますか？ "早起き早寝"の習慣ができていますか？
休養	仕事の合間に定期的に休む時間をつくっていますか？ 昼休みをしっかりとっていますか？ 1日の中に、ゆったりとくつろげる時間を持っていますか？
食事	1日3食、規則正しく食べていますか？ ゆっくり噛んで食べていますか？ バランスの良い食事をとっていますか？

分というのは、1日のうちのたった約100分の1の時間ですので、習慣になってしまえば苦になりません。

仕事から離れて"いい汗"をかくという「健康スポーツ」は、「競技スポーツ」とは異質なものです。競技スポーツは、競争であり、勝負であり、ストレス解消というよりもストレスの元になります。健康スポーツとは、例えば、「朝は起きてラジオ体操をする」「ウォーキングをする」「犬の散歩をする」「仕事や家事の合間にストレッチを

する」「アフター5にスポーツクラブに行く」など日常的な運動です。こういう健康運動習慣のある生活を毎日続けることで、ストレスをためない健康的な毎日が生まれます。

運動習慣のある人が、いかに心身ともに健康的であるかを表す調査結果を表3に示します。これは、会社員423人を対象に、運動習慣と心身の健康状態の関連性を調べたものです。対象者のうち34％が「運動習慣のある人」で、残りの66％は「運動習慣のない人」です。その結果、運動習慣のない人では、運動習慣のある人に比べて、身体症状の38項目中12項目において、精神症状の24項目中12

表3 運動習慣のない人で有意に多い自覚症状

身体症状	精神症状
1 胃が痛む	1 陰口を言われているようだ
2 お腹が張る	2 人込みで気分が悪くなる
3 背中がこる	3 何か良くないことが起こりそうだ
4 胸やけがする	4 寝つきが悪い
5 のどが渇く	5 イライラしやすい
6 身体がだるい	6 社会から遊離しているように感じる
7 腹痛がある	7 孤独な感じがする
8 胸が痛む	8 憂うつになることがある
9 肩がこる	9 何かすることがおっくうである
10 疲れやすい	10 言いたいことがうまく言えない
11 背中が痛む	11 自分が自分でないように感じる
12 めまいがする	12 朝起きると気分が悪い

(山本晴義, 佐々木篤代, 青沼忠子, 他：臨床医の立場での実践とスポーツ医学における応用（特集, 交流分析の展望）. 交流分析研究, 20：81-88, 1995.)

項目において、有意に多い自覚症状が認められています。

日ごろ運動とは縁のない生活をしているという人は、1日15分でもよいですので、無理のない範囲でぜひ日常に運動を取り入れてみましょう。それなりの意志を持つことこそ、健康になるポイントです。「運動なんて」と、最初はおっくうだと思っても、実際にやってみたら気持ち良かったという経験をされたことはありませんか。おっくうな気分にだまされないようにして、まず身体を動かしてみましょう。

ロシアの生理学者セーチェノフは、「運動すると脳の疲れがとれる」と言っています。適度の運動やスポーツは脳の疲労回復のためにもよいのですね。

3) 労働

働くことは生きがいの源でもあり、毎日の仕事に意義を見い出し、誇りを持つことは大切です。「周囲の人が喜んでくれるのが嬉しい」「自分の能力を生かせる」「社会の役に立っている」「仕事自体が楽しい」「家族の生活を支えている」など、人それぞれに意味を見い出していると思います。仕事に意義ややりがいを見い出す人ほどストレスはたまりません。ただし、働き過ぎは逆にストレスになりますので要注意です。

このように仕事の意味が見えてきたら、次は仕事における自分の役割やゴール、裁量範囲を明確にすることが大切です。こうすることで、ストレスはずいぶん減ります。

また、仕事の質と量を考え、労働時間が長く体調が悪いときや自分一人では解決できない問題にぶつかったときは、迷わず上司など周囲の人に相談したり、助けを求めたりすることも必要です。

4) 睡眠

　睡眠は脳と身体の休息です。十分な睡眠がとれていると日中の活動レベルが上がります。一方、睡眠時間が不規則になったり、十分に眠れないと心身の疲れはとれません。目安として、毎朝、気持ち良く目覚められれば、とても良い睡眠がとれているといえます。

　昔から「早寝早起き」が健康に良いといわれていますが、早く寝ようとしても、眠くないときにはなかなか眠れないものですし、頑張れば頑張るほど一層眠れなくなります。その逆に、起きることは頑張ればできるものなのです。

　そこで、ストレスをためない健康習慣をつくるために、まず早起きから始めてみましょう。毎朝同じ時間に起きて、夜も 12 時までに寝るようにしていきます。私たちの身体は起床後約 16 時間もすれば眠くなってきます。また、朝眠くてもサッと起きて太陽の光を浴び、外出したり運動したりして起きているようにすれば、夜には自然に眠りに入るようになります。「週末の寝だめ」はストレスの元になりますので気をつけましょう。週末も早起き習慣を持つことで、元気な月曜日の朝を迎えることができるのです。

規則正しい生活が快眠を生む

「一晩たっぷり寝たら嫌なこともスッキリした」という経験はありませんか。私たちの脳の神経細胞は、眠ることによって、蓄積した有害な情報や物質が取り除かれ、昼間のストレスのために疲労したり傷ついたりしたものも修復されて、活力を回復します。このように神経細胞が元気になるのですから、眠気もストレスもスッキリと解消されてしまうのでしょう。

人は毎日、朝になると目覚め、夜になると眠るという一定のリズムを 24 時間周期で繰り返しています。これを「サーカディアンリズム」といいます。このリズムを司っているのが、間脳の視床下部の視交叉上核というところにある「体内時計」です。

この体内時計の信号に基づいて、間脳にある神経細胞は、早朝からコルチコトロピン放出ホルモンを分泌し始めます。このホルモンは脳下垂体に働きかけてコルチコトロピンを放出させ、コルチコトロピンはさらに副腎皮質に働きかけて副腎皮質ホルモンのうちのグルココルチコイドの一種であるコルチゾールを分泌させます。これらのホルモンはストレスホルモンと呼ばれています。こうしてコルチゾールの分泌は早朝から増え始め、午前中にピークを迎え、昼間は高いレベルを保って、心身の活動を支えます。夕方以降は、体内時計の信号に基づいて、コルチコトロピン放出ホルモンの分泌が減りますから、コルチゾールの分泌も減っ

て心身の活動レベルは下がり、眠りやすくなります。

ところが、精神的な緊張が続くと、大量のコルチコトロピン放出ホルモンが夕方以降も分泌され、コルチコトロピンやコルチゾールもいつもより多く、夜間にも及んで分泌され続けてしまいます。ストレスホルモンには睡眠を抑制する作用がありますので、このようなストレス状態では不眠になりやすくなります。コルチコトロピンはまた、夜間の免疫回復機能を妨げますので、ストレス状態では免疫が低下して風邪を引きやすくなります。昔から「風邪は寝て治せ」と言われますが、こうした生活上の知恵も科学的に裏づけられているのですね。一方、規則的な生活をしてよく眠っている場合には、ストレスホルモンは睡眠中にほとんど分泌されません。そのため、脳の神経細胞は休息でき、昼間のストレスを解消・軽減させたり、免疫の活動を高めたりすることができるのです。規則正しい生活をして夜にはしっかり眠ることというのは、やはり侮れませんね。

睡眠にかかわるもう一つのホルモンにメラトニンというものがあります。これは脳の中の松果体から分泌されるホルモンで「誘眠物質」とも呼ばれています。メラトニンは、コルチゾールとはちょうど逆に、夕方から分泌が増え始め、夜に向かって増加して、午前2～3時にピークに達し、朝が近づくと急激に減り始めます。つまり、夜、外界が暗くなってメラトニンが分

泌されてくると、自然に眠気は増してくるのです。

　メラトニンもまた体内時計の影響を受けるホルモンですが、これは外界の明暗にも大いに左右されます。朝の目覚めが悪いときに、太陽の光をしばらく浴びていると頭がスッキリするというのは、太陽の光という外界の刺激によってメラトニンが急激に減少するためなのです。こうした外界の明暗に左右されるメラトニンの性質がサーカディアンリズムのリセットに大きな役割を果たしています。

　体内時計は、本来、1日約25時間ですので、朝になっても体内時計はまだ1時間ほど夜が続いているとみなしています。そこで、朝の明るい光を浴びることが、遅れている時計のズレを前へ進めてリセットし、新しい朝が始まったという状態に脳を切り替えてくれるのです。このように、私たちは外界の光の刺激によって、体内時計を24時間のリズムに合わせるように調整して生活しています。ところが、電気などによる明るい光を浴びながら夜更かししていると、体内時計はまだ活動が続いているとみなして、後ろへとズレてしまいます。

　ですから、昼と夜（明暗）のメリハリのある規則正しい生活を送ることで、サーカディアンリズムがリセットされ、覚醒と睡眠のリズムも整って、夜はぐっすりと眠れるようになるのです。

5) 休養

　仕事に集中することは良いことですが、長時間続けて仕事をすると能率は下がります。パソコンなどに向かい続けていると、思っている以上に心身とも疲労しています。1時間に10分前後休むなど、意識して定期的な休養をとりましょう。仕事の合間に休養を挟むことで、心身がリフレッシュして再び能率も上がります。お茶を入れたり、トイレに行ったりして気分転換をはかるのはもちろん、ストレッチをして身体を伸ばすのも気持ちが良いものです。また、腹式呼吸を行えば、自律神経の安定をはかることができますし、有酸素運動にもなります。

　さらに、一日の中で、好きな音楽を聴いたり、のんびりと湯船につかるなど、ゆったりとくつろげる自分だけの休養の時間を持つことも大事です。

6) 食事

　食事は、朝食を抜かずに3食きちんと食べることが大切です。

　私たちの脳はブドウ糖を主要なエネルギー源としています。多くの臓器では糖質が枯渇すると脂質をエネルギー源にすることができるのですが、脳はそれができませんので、食後のエネルギー源は肝臓に貯蔵される約60gのグリコーゲンに依存することになります。もし食事を抜くと、肝臓のグリコーゲンの貯蔵量は減少し、脳に対するエ

ネルギー補給が継続的にできなくなってしまいます。このことからも3食きちんと食べるといった規則正しい食事が重要であることが理解できます。特に朝食を抜くと、脳はエネルギー不足のまま1日が始まります。これでは脳も本来の実力を発揮できなくなってしまいます。最近の研究では、脳は朝食後2時間ほどたったときに一番元気に働くことがわかっています。午前中に重要な会議や試験などが行われるときには、開始時間から逆算して2時間前までに朝食を摂るようにするとよいでしょう。

また、食事はゆっくりとよく噛んで味わいながら食べます。食べものを噛むときは、あごの筋肉を縮めたり、伸ばしたりします。このあごの筋肉の運動は脳に適度な刺激を与え、ストレス解消効果もあります。このとき舌を活発に動かせば、それだけ多くの脳の神経細胞を刺激することができ、脳の働きを活発にすることができます。舌にはまた味覚を感じる働きもありますから、おいしい料理を一つ一つよく味わって、初めての味や四季折々の味など、さまざまな味覚を感じながら食事を楽しんでみましょう。

ある実験によると、食べた瞬間に「おいしい」という感覚がなく、食べることがストレスになるときには、消化酵素や消化ホルモンがほとんど分泌されないことが示されています。また、食事のおいしさが食後に起こるエネルギー代謝にも影響を及ぼすことがわかっています。

食事を歴史的に見てみると、戦後のころの食事というのは空腹感をいやすためのものでしたが、その後、栄養素の補給のためのものとなって栄養や健康ブームが起き、さら

に嗜好を満足させるためのものとなって食べ歩きやグルメブームが起こりました。現代のストレス社会では、食事は、これらの機能に加え、人間関係を豊かにするための媒体として、コミュニケーションを円滑にしたり、サポーターを増やすために大切な役割を果たしています。

近年では、生活の多様化や単身赴任による「個食」や「孤食」が問題になっています。家族や友人たちと食卓を囲んで楽しく食べる食事は、ストレス解消にもなり、豊かな心の結びつきを育むためにも大事です。

ストレス解消に効く栄養素

ストレス解消に効果のある栄養素には、糖質(ブドウ糖)、タンパク質(アミノ酸)、ビタミンB_1、ビタミンB_6、ビタミンC、カルシウム、鉄、食物繊維などがあります。

近年、特にうつ病や不安障害などの医学的解明が進む中で、セロトニン、ノルアドレナリン、アドレナリン、ドーパミン、GABA(ギャバ)、メラトニンなどの脳内神経伝達物質やホルモンが重要であることがわかってきています。これらの神経伝達物質やホルモンはアミノ酸からつくられます(GABAはアミノ酸の一種)。

例えば、ノルアドレナリンやアドレナリン、ドーパミンは、**図1**のようにフェニルアラニンやチロシンというアミノ酸からつくられます。ただし、フェニル

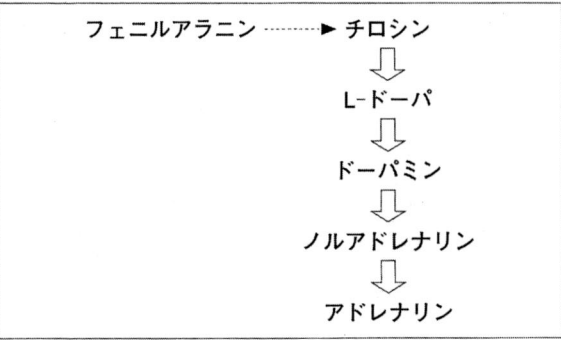

図1 ドーパミンとノルアドレナリンとアドレナリンの生合成

アラニンからチロシンへの合成は主として肝臓で行われ、脳内では行われませんので、結局、ストレスの多い生活をしている人は、タンパク質をやや多めに摂る必要があります。チロシンは、タケノコ、肉類（鶏肉、牛肉、羊肉）、かつお節、牛乳、卵黄、ピーナッツ、アーモンド、バナナなどに多く含まれています。

セロトニンやメラトニンは、**図2**のようにトリプトファンというアミノ酸からつくられます。トリプトファンは、先のチロシンを多く含む食品のほかに、大豆（豆腐）、のり、ゴマ、マグロ、チーズなどにも多く含まれています。

セロトニンは気落ちした心を上向かせるのと同時に、感情の爆発を抑えながら心を穏やかにし、不安を解消してくれる神経伝達物質です。ノルアドレナリン

トリプトファン
⇩
セロトニン
⇩
メラトニン

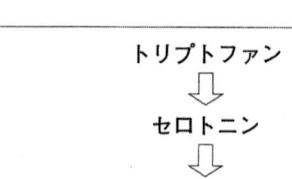

図2　セロトニンとメラトニンの生合成

とアドレナリンは、交感神経を興奮させて、私たちを元気にし、集中力や積極性を高める神経伝達物質です。そのため、これらが不足すると、憂うつ気分やイライラ感が生じ、これまで興味を持っていた趣味や遊びに対する関心が持てなくなります。ボーッとして集中力も喜びもなく、仕事や家事もやる気が起こらず、いざ取りかかったとしても能率は低下しています。つまり、うつ病の症状が出てくるのです。セロトニンが不足すると、それからつくられるメラトニンも不足し、眠れないといった睡眠障害が起こります。そのため脳が休養できなくなり、脳の働きがさらに低下するという悪循環に陥ることにもなります。夜寝る前に温かい牛乳を飲むとゆっくり眠れると言われますが、これは神経のイライラを鎮める作用のあるカルシウムが摂取できるとともに、牛乳に含まれるトリプトファンからセロトニンやメラトニンがつくられ、安心して眠れるようになるからなのでしょう。

ドーパミンは、「快感物質」とも呼ばれ、楽しさや

心地良さといった感情を生み出し、前向きなやる気を引き起こしてくれる神経伝達物質です。ストレス状態でも忍耐力を与えてくれます。ドーパミンが不足すると、ものごとに対する感動が薄らぎ、楽しさや喜びを感じられない状態になります。ドーパミンにはまた、身体の動きをコントロールする重要な役割もあります。

GABAはセロトニンとは違うメカニズムで不安を解消してくれる神経伝達物質です。これはアミノ酸の一種で、納豆やオクラ、山芋などに多く含まれています。

ビタミンB_1は、ブドウ糖が分解してエネルギー源となる代謝に重要な働きをし、さらに脳内の神経伝達物質の合成にも関与しています。ビタミンB_1を多く含む食品の代表は玄米です。玄米には、さらにビタミンEも多く含まれていますので、ストレスによる肩こりや頭痛などの症状のある人には特にお勧めです。ビタミンB_1は、玄米のほか、納豆、そら豆、豚肉、牛レバー、干ししいたけ、のりなどにも多く含まれています。

ビタミンB_6は、神経伝達物質の合成の鍵を握るビタミンとも呼ばれています。神経伝達物質の合成に関与し、脳の働きに大きな影響を与えています。

ビタミンCは、強い抗酸化作用を持ち、副腎に高濃度に存在しています。私たちの身体は、ストレスを

受けると、副腎皮質ホルモンを分泌し、全身の抵抗力を高めてストレスに対抗してくれるのですが、このホルモンをつくるためにはビタミンCが使われます。そのため、ビタミンCが不足すると、副腎皮質ホルモンをつくる効率が落ちてしまいます。「最近、ストレスに弱くなった」と感じている人は、ビタミンCが不足しているのかもしれません。特に、外食が多い人やインスタント食品をよく食べる人は要注意です。ビタミンCは、レモン、キウイ、柿、みかんなどの果物類や、ジャガイモ、ブロッコリー、ピーマンなどに多く含まれています。

カルシウムは、アセチルコリンという副交感神経の神経伝達物質が受容体と結合して情報を伝えるときの媒体となっています。神経のイライラを鎮める作用がありますので、反対に、カルシウムが不足すると、情緒不安定になって、ちょっとしたことでイライラして腹を立てたり、眠れなくなったり、仕事や勉強や家事などがおっくうになります。カルシウムは、牛乳、乳製品、しらす干し、チーズ、こんぶ、ひじき、緑黄色野菜などに多く含まれています。

鉄は、赤血球の中のヘモグロビンに含まれています。ヘモグロビンは、酸素と結合し、その酸素を血液中を通って全身に運搬しているのですが、鉄が不足すると、ヘモグロビンの濃度が低下しますので、酸素の運搬能も低下して、ブドウ糖の利用率が悪くなりま

す。またノルアドレナリンの合成も、鉄が不足すると低下することがわかっています。吸収の良い鉄は、肉類、魚介類に含まれています。穀類、大豆、緑黄色野菜などに含まれている鉄は吸収が良くないのですが、肉類やビタミンCと一緒に摂取すると吸収が良くなります。

　食物繊維やオリゴ糖は大腸内で発酵し、腸内細菌の内容を調整する作用があることがわかってきています。ストレス状態のときは、腸内細菌の内容が変化して、下痢になりやすくなりますので、食物繊維を多く含む穀類、野菜、イモ、海草、こんにゃく、大豆などを食べるとよいでしょう。オリゴ糖は、大豆、玉ねぎ、ゴボウ、とうもろこし、バナナ、ハチミツなどに多く含まれています。

　ところで、ストレスによって体内で増え、体内のあちこちを傷つけ回っている悪玉があります。最近話題の活性酸素です。活性酸素というのは、酸素を消費するときにつくられる非常に反応性の高い酸素のことで、いろいろなものと反応して相手を酸化してさびつかせてしまいます。DNAを傷つければ癌になりますし、動脈壁を傷つければ動脈硬化の原因になります。この活性酸素による酸化を抑えてくれるのが、抗酸化食品と呼ばれるものです。抗酸化食品は、ビタミンCやE、赤ワインで有名なポリフェノール、緑茶のカテキンなどがそうです。トリプトファンからつくられる

> 誘眠物質のメラトニンにも、実はビタミンEの約2倍もの抗酸化作用があります。
>
> 　ストレス解消に効果のある栄養素について述べてきましたが、当然、ここに挙げた食品のみ食べていれば安心ということではありません。毎日、いろいろな食品をバランス良く食べることによって、各種の栄養素を偏らないように摂取することが食事の基本です。

4. 適切なサポートを求める

「ソーシャル・サポート」があるかどうか、すなわち、身近に悩みや困ったことを相談できるサポーターがいるかどうかも、ストレスに対処するために大切です。

サポーターには、職場の上司や同僚、信頼できる友人・知人、家族など身近な人たちが含まれます。いざというとき、誰かに素直に悩みを打ち明けることができれば、良いアイディアやヒントをもらえるかもしれません。具体的なアドバイスが得られないにしても、相談することでホッとしたり、自分ひとりでは気づかなかった問題点が見つかったり、自分の考えを整理できることもあります。また、サポートを受けることへの期待感というのも重要なポイントであり、自分には気持ちを打ち明ける相手がいる、困った

ときに必ず助けてくれる人がいると思っているだけでも、ストレスはずいぶんと小さくなります。

このような身近なサポーターをつくったり、サポーターに相談したりすることには、得意な人もいれば、苦手な人もいることでしょう。サポーターをつくることは何も特別なことではありません。誰もが自然にしていることです。サポーターは、趣味が同じであるとか、子どもの学校が同じとか、共通の話題が一つあるだけでもよいのです。

また、サポーターに相談するときの大切なポイントは、一人の人に何もかも求め過ぎないことです。この人にはこういう話を、こういう相談はこの人に、といったように、内容によって相手を変えればよいのです。すべてをわかってくれる人はいませんし、それを求めては相手も疲れてしまいます。

人は人間関係に悩むことが多いものですが、忘れてはならないことは、人間関係の辛い状況を救ってくれるのも、やはり人間関係であるということです。一人でがんばることに疲れてしまったときには、サポーターの力を借りましょう。

ところで、サポーターには、身近な人たちのほかに、医師（心療内科医や精神科医）や臨床心理士、カウンセラーなどの専門家も入ります。医師やカウンセラーをもっと身近に感じて利用してほしいと思います。もちろん病院では治療を行いますが、病気を治すと考えると構えてしまいますので、それよりもちょっと心が疲れたときに上手にメンテナンスして大きな障害にならないようにするといった具

合に、「心の疲れを癒しに行く」程度の軽い気持ちで接してもらえたらよいと思います。

最近では、カウンセリングという言葉も一般的になりました。カウンセリングは、普通、医師あるいはカウンセラーと本人が対話の形をとるもので、困った状況や辛い気持ちにじっくり耳を傾けてもらうだけでも、心が軽くなり、安心感が得られるという効果があります。また、カウンセリングは、自分では気づきにくい「その人の良い部分」を伝えて、「これから自分は変わるんだ」「自分は変わることができるんだ」と思ってもらい、そしてそれを実践してもらうためにサポートしていくというように、その人の人間的な成長を促す役割も持っています。悩みが非常に個人的な問題でかえって身近な人には話しにくく、第三者に聞いてもらって自分の問題を見つめ整理したいときにも、カウンセラーの客観的な視点が役に立ちます。

5. 自分流のストレス解消法を見つける

ストレスと上手につき合うコツは、ストレスを大きくさせないこと、ためないことです。それには、ストレスを小さな段階で解消していくのがポイントです。日常生活の中ですぐにできる小さなストレス解消法をいくつも持っておきましょう。調子が悪いときに考えようとしてもなかなか

思いつきませんので、元気なときにこそできるだけたくさんの方法を見つけておきます。

ストレス解消法を選ぶ条件には、①「長続き」するものであること、②「集団」でできるものと「個人」でできるものの両方を持つこと、③「屋外」でできるものと「屋内」でできるものの両方を持つことが挙げられます。いずれも好きなことに熱中することが、ストレス解消作用を大きくしてくれます。

表4 STRESSでストレス解消

S Sport／スポーツ
 運動は心地良い疲労感が得られる程度でOK。記録よりも楽しみながらやる。

T Travel／トラベル
 遠出でなくとも近所の知らない道を歩く。自然とふれ合う。

R Rest & Recreation／休養・余暇
 毎日、睡眠以外にも息抜きの時間をとる。余暇には楽しく、人と交流する機会を持つ。

E Eating／食事
 家族や友人と語らい、四季のものを味わうなど、楽しいひと時を過ごす。

S Speaking & Singing／話す・歌う
 おしゃべりやカラオケなど、大きな声を出したり、感情を表現する。

S Sleeping, Smiling & Sake／睡眠・笑う・適度の酒
 よく寝る。毎日の生活の中に笑いを増やす。そして、適量のお酒を楽しむ。

これらを踏まえて、自分流のストレス解消法を発見してみましょう。ちなみに、**表4**のように、「STRESS」の文字の中にも、こんなストレス解消法のヒントが隠されているのです。

6. 感謝の心を持つ

　前出のセリエは、「現代人をストレスから救う良い方法はないでしょうか」と問われ、「その原理は、東洋にありますよ。それは感謝の原理（principle of gratitude）です」と答えたそうです。

　私たちが健康なときは、とかく感謝の気持ちを忘れがちになります。日常生活の中に、「ありがとう」「おかげさま」という感謝の心を持つと、余分な肩の力が抜け、顔がほころび、笑いが生まれます。こうした笑いは、ストレス解消になるばかりでなく、周囲との不必要な摩擦を避けて、人間関係をスムーズにしますので、さらにストレスは減ります。そのうえ、自分自身の精神を強くし、免疫力を高めてくれます。

　朝起きたときに「今日も新しい朝を迎えることができたことに感謝する」など、日常のどんな小さなことにも感謝できる心は、私たちをストレスから守り、心身の健康を保つためのコツともいえるでしょう。

7. 笑う

　1981年以来、癌は日本人の死因のトップとなっていますが、癌の発生は免疫力の低下が大きな要因であるといわれています。一方、笑うことで免疫力が高まることは、今や常識となりつつあります。笑いによって、癌細胞やウイルス感染細胞を撃退するナチュラルキラー細胞（NK細胞）という免疫担当の細胞が活性化される（元気になる）からなのです。つまり、癌さえも笑うことで予防できるのです。

　癌の元になるのは、たった1個の癌細胞です。これが際限なく大きくなったのが癌です。この癌細胞は、毎日毎日身体の中で生まれており、その数は1日におよそ3,000～5,000個にもなります。癌細胞が増え放題だとしたら、私たちの身体はアッという間に癌だらけになってしまいます。ところが、そんなことにならないように、NK細胞が身体の中をパトロールし、新しくできた癌細胞を見つけて片っ端から壊してくれているのです。英語でキラー（killer）は「殺し屋」という恐ろしい意味ですが、NK細胞は癌細胞を殺してくれる"感謝したい"殺し屋なのです。

　このNK細胞は、まさに「笑い」が元気にしてくれます。私たちが声を上げてよく笑っているときは、脳の前頭葉が興奮状態になっていて、それが間脳に伝わり、情報を伝達する神経ペプチドという物質がたくさんつくられます。この神経ペプチドは、笑いという良い情報が与えられ

たことで善玉のペプチドになり、血液やリンパ液などを通して全身に運ばれ、NK細胞の表面にくっつきます。このペプチドで活性化されたNK細胞は、肝臓や腎臓、胃など、癌が発生しやすい内臓のパトロールを開始し、見つけた癌細胞を壊してくれます。これが癌の抑制につながる、という仮説が一般化しつつあります。だから、笑うことは癌の予防になるのです。ここで一つ付け加えておくと、「ワハハハハ」と大笑いをしなくても、ゆったりとした気分で笑顔で過ごすだけでも免疫力を高める効果は期待できるといわれています。好きなことに没頭しているとき、人はいい表情になり、"いい笑顔"を見せてくれます。

その一方で、このNK細胞も元気をなくすときがあります。その大きな原因がストレスです。ストレスによってNK細胞の元気がなくなると癌細胞を壊さなくなりますから、私たちは癌になってしまいます。だから、ストレスは癌の元ともいえます。

ストレスはまた、活性酸素を増やす原因の一つであり、この活性酸素があちこちのDNAを傷つけまわることによって癌が生まれます。

ところが、皆さんもご存じのように、笑いはストレス解消になります。落語を聞いて大いに笑うことは、一般によく用いられるストレス解消法ですが、実際にそのことについて調べた実験があります。それによると、笑った後では、笑う前に比べて、自覚的なストレス度が低下し、唾液中のストレスホルモンであるコルチゾールの濃度も有意に低下したのです。

このように、笑いはNK細胞を元気にするだけでなく、NK細胞の元気をなくさせたり活性酸素を増やす原因となる過剰なストレスを解消することでも癌の予防に役立っているのです。

ところで、どうして笑うことがストレス解消になるのでしょうか。

リラックスしているときにはα波という脳波が出ているのですが、落語を聞いて笑っているときにもこのα波が出ていることがわかっています。つまり、笑っている最中はリラックスしている状態なのです。人はリラックスしながら、同時に心配したり緊張したりといった逆のことをするなど、そんな器用なことはできません。ですから、笑っているときは、脳は心配ごとも忘れ、何も考えない空っぽの状態になって休息でき、ストレスが解消されるのでしょう。

このほか、笑うことには、痛みを和らげる効果もあります。これは、笑った後にエンドルフィンという脳内の神経伝達物質が増えるためです。エンドルフィンはモルヒネの約6.5倍もの鎮痛効果を持ち、モルヒネと構造が似ていることから「脳内麻薬」とも呼ばれています。エンドルフィンにはさらに、多幸感をもたらし、免疫力を高め、老化を防ぎ、自己治癒力を高めるなどの効果があるという報告があります。

このように笑うことは、ストレスを解消し、健康に良いばかりでなく、心身が活気に満ちていくきっかけをつくってくれるといえそうです。身近な笑いにこんなに素晴らし

い効果があるのですから、ストレスがいっぱいたまっているという人は、今日からずっと笑っていましょう。周囲からおかしな人と思われない程度に、ですが。

8. 成功体験を積み重ねて自信をつける

　自信がないという状態は、私たちが何らかの課題に挑戦しようとするときに経験することがあります。心理学には、「自己効力感（セルフエフィカシー）」という概念があります。これは、カナダの心理学者バンデューラが提唱したもので、簡単に言うと、今からやろうとしていることに対する「自信」（どのくらいできそうか）のことです。そして、自己効力感を高く持つ人は、失敗に対する不安を感じることがなく、積極的に行動できることが知られています。つまり、自信のない状態というのは、この自己効力感の低い状態であると考えられます。ということは、自信のない状態を乗り越えるためには、自己効力感を高めていけばよいことになります。そのもっとも効果的な方法は、成功体験を体験し、達成感を味わうことです。

　例えば、ある課題を達成するとき、いきなり高い目標を設定するのではなく、現在の状態と最終的な目標との間にいくつかの小さな目標を設定するようにします。目の前に立ちはだかっている大きな岩も、崩してみれば小さくな

り、取り組みやすくなります。そして、達成可能な小さな目標から順に取り組んでいって、小さな成功体験を積み重ねていきます。成功体験は、達成感（快感）として脳に深く刻み込まれます。苦しさを乗り越えたプロセスややればできるという自信も脳に記憶されます。いったん成功して達成感を味わった人は、再び達成感を味わいたいと思うようになりますので、新たなやる気が生まれ、さらに上の目標を設定し、成功するために努力を積むようになります。そしてまた成功するといった具合に、「成功→達成感→やる気→成功」という循環がつくられていきます。こうして一つ一つの目標を着実に達成することで、達成感を味わうと、徐々に自己効力感が高まり、結果的に高い目標を達成できるようになっていきます。

　課題を達成する過程では、何とか解決策を見つけようとしてストレスを感じることがあるかもしれませんが、やり遂げた後の気持ちはすがすがしいものです。

9. レジリエンシーを高める

　「レジリエンシー」とは、ストレスに対して単に自分を守るというだけでなく、進んで積極的にこれに挑戦し、その重圧をはね返す力をいいます。表5のレジリエンシー自問自答法は、以下の全10問を自問自答し、自分のレジ

リエンシーの状況について知るとともに、どうすれば100%のYesに近づくことができるかを考える方法です。

表5 レジリエンシー自問自答法

1. 自分の仕事、家庭生活、余暇、どの面でも、自分を肯定し、受け入れているか？（生の肯定）
2. 自分は何のために生きるのか、また生きているのか、その目標をはっきりと持って生活しているか？（生の目標）
3. 単に生きているというだけでなく、真に心豊かに生きているか？（生の内容）
4. ストレスにぶつかっても、いつも明るい側面を見失わず、いつかは展望が開けてくるという確信を持ち続けていられるか？（生の展望）
5. 自力でわが道を開拓し、ストレスを乗り切れる自信があるか？（自力推進）
6. 開かれた心を持ち、ストレス場面でも柔軟で多元的な思考ができるか？（柔軟多元思考）
7. ストレスを自己研鑽のチャンスと受け取り、積極的にこれに立ち向かえるか？（積極的態度）
8. ストレスに対して適正かつ冷静に大局を判断し、解決策を練ることができるか？（適性判断）
9. ストレスを有益な経験として受け取り、有効に蓄積することができるか？（経験蓄積）
10. ストレスに直面して、自分の考え方、感じ方、行動に責任が持てるか？（責任）

（内山喜久雄：ストレス・コントロール．講談社，1985．）

第Ⅱ章

リラクセーション法
〜心と身体をほぐす〜

1. リラクセーション法とは

　現代のようなストレス時代では、私たちは常にストレスに曝されています。それでも十分な睡眠や栄養をとり、規則正しい生活習慣が保たれているうちは、心身のバランスのとれた状態が維持されます。しかし、ストレスのたまった状態が長く続けば、緊張・興奮した状態が続き、心身のバランスが崩れてしまいます。リラクセーション法は、このような心身の過剰な緊張を緩めてリラックスを得る方法であり、効果的なストレス対処法といえます。

　リラックスした状態というのは、自律神経系の副交感神経が優位になっている平穏な状態（のんびり、穏やか）です。緊張が和らぎ、心拍数が遅くなり、血圧は降下し、呼吸はゆっくりになります。一方、焦ったり、怒ったり、恐れたりしている状態は、交感神経が優位になっている緊張・興奮した状態（ドキドキ、イライラ）です。このようなときに、自分の思いのままにリラックスした状態にすることができれば、焦り、怒り、恐怖などを克服できるというわけです。

　ただそうかといって、人前で心の緊張や不安が高まって身体の筋肉が緊張しているときに、心を落ち着けようと頑張るとどうなるでしょう。心を落ち着つけようと頑張ると、身体はますます緊張・興奮しますので、焦ってしまい、かえって心も緊張するという悪循環に陥ってしまいます。そういうときは、逆に身体の筋肉を緩めると、心の緊

張や不安も緩んで落ち着いてきます。頑張れば頑張るほどできないのがリラックスです。だから、まず身体を緩め、そこから心の緊張を解いていくようにします。

このように、筋肉がリラックスした状態を意識的につくり、心と身体の過剰な緊張を緩めようというのがリラクセーション法なのです。ここでは、自律訓練法、筋弛緩法、腹式呼吸法について説明しましょう。

2. 自律訓練法

自律訓練法は、1932年にドイツの神経科医シュルツによって考案された自己弛緩法で、もともと神経症や心身症の治療法として発展してきたものです。神経症や心身症では、しばしば不安や緊張がその基盤にあったり、症状の一部となっていたりしますので、自律訓練法を行うことで不安や緊張が和らぎ、症状から解放されて健康を回復すると考えられます。

日本には、1950年代に紹介されて以来、心身医学の領域を中心に積極的に導入されました。1964年の東京オリンピックのときには選手たちのあがりの改善にも用いられました。今日では、医療、スポーツ、教育、産業など幅広い領域で活用されています。

自律訓練法の練習中は、自律神経系の過剰な緊張・興奮

が緩和され、気分が穏やかになって安定します。この際、交感神経が優位な緊張した状態から、副交感神経が優位なリラックスした状態に、心身の状態が切り替わります。通常の健康な状態ならば、この切り替えが自動的に行われ、環境に適した状態に調整されるのですが、大きなストレスがかかる場面や長時間のストレス状況に置かれると、この切り替えがうまくいかなくなってきます。仕事が忙しく交感神経優位な状態が1日中ずっと続いていると、夜も興奮していて寝にくくなったりするのはこのためです。日中も交感神経優位な状態と副交感神経優位な状態を行ったり来たりしているのがよいのです。それには、自律訓練法はとても便利な方法ですので、日常生活の中に取り入れて、心身の状態の切り替えを上手に行っていきましょう。

1) 積み上げ式の練習

　自律訓練法（一般に標準練習を指します）は、催眠中の体験に関する研究に基づいてまとめられたもので、催眠のエッセンスとなっている身体感覚を一つ一つ段階的に積み上げていくことでリラックス状態を深めていきます。

　表6のように、7つの言語公式があり、1つの公式を習得したら次の公式を加えていくというように順を追って積み上げていきます。それは、筋肉が緩むと（第1公式の四肢重感）、血行が良くなって温かい血液が指先まで十分に行きわたるために手足が温かくなる（第2公式の四肢温感）というように生理学的基盤に基づいているからなので

表6 自律訓練法（標準練習）の言語公式

背景公式	安静練習	「気持ちが落ち着いている」	落ち着いている状態を自覚する
第1公式	四肢重感練習	「両腕両脚（あし）が重たい」	筋肉をほぐす
第2公式	四肢温感練習	「両腕両脚が温かい」	血行を良くする
第3公式	心臓調整練習	「心臓が静かに規則正しく打っている」	心臓の鼓動のリズムを体験する
第4公式	呼吸調整練習	「楽に呼吸（いき）をしている」	呼吸のリズムを体験する
第5公式	腹部温感練習	「お腹が温かい」	内臓の働きを調整する
第6公式	額部涼感練習	「額が心地良く涼しい」	練習をスッキリとまとめあげる

す。このように公式は習得するごとに積み上げ式に増やしていきますので、無理なく自然に練習を進めていくことができます。

2) 練習中の注意の向け方

　自律訓練法では、心の中で公式を自分のペースで繰り返しながら、それに関連した部位の身体の感覚に注意を向けて、身体に感じられるさまざまな変化に気づいていきます。この注意の向け方を「受動的注意集中」といいます。
　受動的注意集中は、積極的に気持ちを落ち着けようとしたり、手足を重くあるいは温かくしようとしたりせず、自然に心身の状態の変化が生じるのを待つという受動的な態

度を保つことです。別の言い方をするならば、さりげなくぼんやりと自分の身体の感覚の変化に注意を向け続ける、あるいは注意を向けて放って置く(見守る)といった態度でいることです。

3) 練習方法

(1) 準備

自律訓練法は、ゆったりとくつろいだ心と身体の状態をつくろうとするものです。そのためには、準備として、まず普段の生活や仕事からちょっと離れて、くつろぎやすい練習の環境(外部、内部)を調整し、練習姿勢をつくることが大切です。

●外部環境

外界からの刺激が少ない環境が望ましいですので、特に初めのうちは、できるだけ静かな部屋で、照明のやや落ちた、暑過ぎず寒過ぎない場所で練習を行うとよいでしょう。慣れてくれば、公園のベンチや待合室、会議室、動いている電車やバスの中でも練習できるようになります。

●内部環境

身体の圧迫感、空腹感、尿意などの内部の刺激を排除します。例えば、着ている衣服は何でもかまいませんが、身体の圧迫感があるならば、ネクタイやベルトを緩めたりボタンをはずします。メガネや時計が気になれば、それもはずします。尿意を感じている場合はトイレを済ませます。また、ちょっとしたことですぐに終わるような用事なら

ば、片づけてしまってからのほうが落ち着いて取り組めます。空腹時や満腹時も避けておいたほうがよいでしょう。

● 姿勢

イス姿勢あるいは仰臥（あおむけ）姿勢が一般的ですが、イス姿勢ならば、勤務先や試験会場、待合室、電車やバスの中など、座ることさえできればいつでもどこでもできるというメリットがありますので、ここでは便利なイス姿勢を身につけてみましょう（図3）。

---

① イス（通常の事務用イスなど）に腰かける。
② 両足の間を 30～40 cm 開く。スカートなどのときは、膝を近づけてもかまわない。
③ 膝の角度は少し鈍角になるように足を少し前に出し、足の裏を床につける。
④ 両腕はダランとし、両手を軽く開いて手の平を下にして太ももの上に置く。
⑤ 肩や顔に緊張があるときは、いったん両肩を上げた後に息を吐きながら肩をストンと下ろしたり、眉間や口元にわざと力を入れた後に緩めたりする。口元は顎の力を抜くようにする。軽く口元が開いてもかまわない。
⑥ 軽く眼を閉じて、リラックスした身体の感覚を味わいながら、腰の位置、手の位置、足の位置などを楽な場所に調整する。

図3 イス姿勢

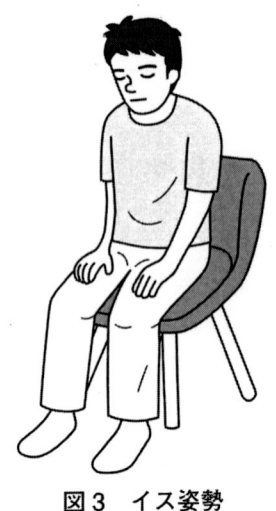

(2) 消去動作

　消去動作は、練習の終わりに、練習中の心身の休息状態から日常生活に適した心身の活動状態に戻るために行うもので、身体をスッキリと目覚めさせてくれます。

　消去動作を怠ると、練習後にぼんやりした感じやだるい感じが残る場合がありますので、練習が終わるごとに必ず消去動作を行うようにしましょう。たとえ練習がうまくいかなかった場合でも、習慣づけのために必ず行うようにします。また、練習中にも、消去動作をせずに突然眼を開けたり、立ち上がったりしてはいけません。もし練習中に不快な感じがしたときは、消去動作をして中断します。

　消去動作後に気分がスッキリしないときは、もう一度眼

を閉じて消去動作を始めからやり直すとよいでしょう。

> ① 両手の開閉運動（ジャンケンのグー・パー）を2～3回行う。
> ② 両腕の屈伸運動（肘の曲げ伸ばし）を2～3回行う。引き寄せるときに、キュッと力を入れる。
> ③ 両腕を上げ気持ち良く大きな伸びをして、深呼吸を2～3回行う。
> ④ 最後にゆっくりと眼を開ける。

(3) 練習の回数と時間

1回1～2分程度の練習を3回繰り返して1セッションとし（1セッションは全体で5～6分程度です）、1日の中で朝、昼、夜というように3セッションを行うことができれば理想的です。こうすると、1日の練習回数は、3×3の9回、つまり「三三九度」になります。

1セッション内で3回練習するときには、練習→消去動作→練習→消去動作→練習→消去動作と進め、この間の消去動作をきちんと行っていくと、次の練習がより深まっていきます。

昼間はいつも外出先にいて練習を行うことができないという場合には、夜にまとめて、夕食後、入浴後、就寝前にそれぞれ1セッションずつ練習を行うという方法もあります（就寝前の練習のときには、最後の3回目の後の消去動作は軽く行いましょう）。ただし、このように1日に3セッションの練習ができなくても、あきらめないでくださ

い。たとえ1日1～2回でも練習することが大切なのです。自律訓練法は、「訓練」という文字が入っているようにトレーニングですので、毎日少しずつでも積み重ねることで効果が現れてきます。

(4) 自己練習の進め方

練習の流れは、**図4**のようになります。**表7**には、自己練習の進め方の例を示しました。

背景公式（安静練習）は、姿勢を整えて眼を閉じると自然に落ち着いてきますので、その落ち着いてきていることに気づく練習です。そのために練習を始める前の準備に十分時間をかけます。そして、その準備をした結果、すでに少し落ち着き始めていることに気づくというものです。この背景公式だけの練習を特別に行う必要はありません。いつもより少し落ち着いたなと感じたあたりで、次の第一公式（四肢重感練習）に進みます。あまり落ち着かない場合には、安静練習を省いてもかまいません。

第1公式は「両腕両脚が重たい」ですが、初めから腕と脚全体に注意を向けることは簡単ではありませんので、段階的に片腕ずつ（利き腕から）の練習から始めて、両腕へ、両脚へ、さらに両腕両脚へと進めます。利き腕から始めるのは、大脳生理学上でも感覚や運動が鋭敏で、それだけ自分の思い通りにしやすいからといった理由がありますが、やりやすいほうでかまいません。

言語公式は、身体の感覚を確認するつもりで心の中で言い、筋肉の緩んだダランとした感覚を味わいます。自律訓

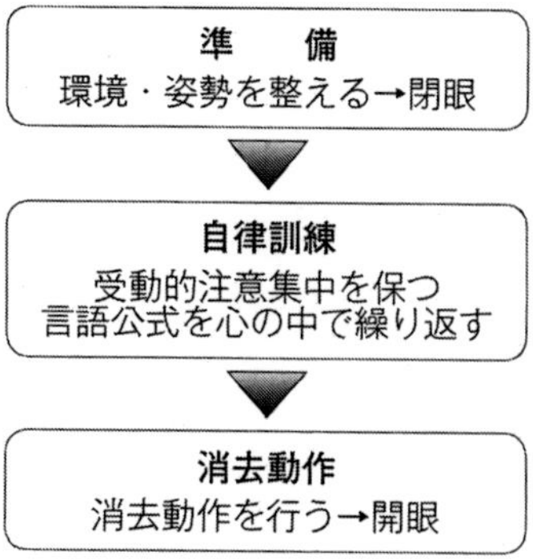

```
準　備
環境・姿勢を整える→閉眼
　　　▼
自律訓練
受動的注意集中を保つ
言語公式を心の中で繰り返す
　　　▼
消去動作
消去動作を行う→開眼
```

図4　練習の流れ

表7　自己練習の進め方（例）

第1公式（四肢重感練習）

(1) 右腕の重感練習を練習する場合
　① 姿勢を整えて眼を閉じる
　②「気持ちが落ち着いている」と心の中で数回繰り返す
　③「右腕が重たい」と心の中で数回繰り返す
　④ 消去動作を行って眼を開ける

> 右腕の重感ができたら次に進む

(2) 両腕の重感練習を練習する場合
　① 姿勢を整えて眼を閉じる
　②「気持ちが落ち着いている」と心の中で数回繰り返す
　③「右腕が重たい」と心の中で数回繰り返す
　④「左腕が重たい」と心の中で数回繰り返す
　⑤「両腕が重たい」と心の中で数回繰り返す
　⑥ 消去動作を行って眼を開ける

> 両腕の重感ができたら次に進む

(3) 両腕両脚の重感練習を練習する場合
　① 姿勢を整えて眼を閉じる
　②「気持ちが落ち着いている」と心の中で数回繰り返す
　③「両腕が重たい」と心の中で数回繰り返す
　④「両脚が重たい」と心の中で数回繰り返す
　⑤ 消去動作を行って眼を開ける

　さらに③と④を「両腕両脚が重たい」とまとめていく。

> 両脚の重感ができたら次に進む

第1＋第2公式（四肢重感練習＋四肢温感練習）

(1) 四肢重感練習＋右腕の温感練習を練習する場合
　① 姿勢を整えて眼を閉じる
　②「気持ちが落ち着いている」と心の中で数回繰り返す
　③「両腕両脚が重たい」と心の中で数回繰り返す
　④「右腕が温かい」と心の中で数回繰り返す
　⑤ 消去動作を行って眼を開ける

> 右腕の温感ができたら次に進む

(2) 四肢重感練習＋両腕の温感練習を練習する場合
　① 姿勢を整えて眼を閉じる
　②「気持ちが落ち着いている」と心の中で数回繰り返す
　③「両腕両脚が重たい」と心の中で数回繰り返す
　④「右腕が温かい」と心の中で数回繰り返す
　⑤「左腕が温かい」と心の中で数回繰り返す
　⑥「両腕が温かい」と心の中で数回繰り返す
　⑦ 消去動作を行って眼を開ける

> 両腕の温感ができたら次に進む

(3) 四肢重感練習＋両腕両脚の温感練習を練習する場合
　① 姿勢を整えて眼を閉じる
　②「気持ちが落ち着いている」と心の中で数回繰り返す
　③「両腕両脚が重たい」と心の中で数回繰り返す
　④「両腕が温かい」と心の中で数回繰り返す
　⑤「両脚が温かい」と心の中で数回繰り返す
　⑥ 消去動作を行って眼を開ける

　さらに④と⑤を「両腕両脚が温かい」とまとめ、最終的に③④⑤を一つにして「両腕両脚が重（た）くて温かい」と重温感練習全体をまとめていく。

> 両脚の温感ができたら次に進む

　練法の創始者であるシュルツは、重感の感覚を「独特な心地良い倦怠感」と表現しています。人によっていろいろな体験をします。例えば、「力が抜けた感じ」「手がダランとして、太ももの上にのっている感じ」「肩から腕がダランと垂れ下がっている感じ」「腕が少し大きくなったような感じ」「肘から先が床についている感じ」「足の裏が床にくっついているような感じ」「動かないような感じ」などと表現されることがあります。練習の前と比べて、わずかだけれども、変化するところはどこか、そしてそれがどのような感覚になってくるのかを味わうように練習しているとうまくいきます。

　四肢重感は2～3週間程度で一応安定して得られるようになってきますので、そうしたら次の第2公式（四肢温感

練習）に進みます。「安定した」というのは、しっかりとした変化が感じられるということではなく、わずかな変化であっても練習を行えば毎回感じられるという程度で十分です。3週間程度練習を続けてみて何の変化も現れない場合には、そのまま第2公式に進んでみましょう。第2公式に進んだところで、十分な温感とともに重感も感じられるようになることもあります。中には、重感練習の時点で、重感よりも温感のほうが先に感じられる人もいます。一般に、脚の重温感は、腕よりも変化を感じにくいようです（脚は腕の5分の1から10分の1程度）ので、腕と脚はまったく同じように感じようとしなくてもよいです。

　第2公式は、重感に加えて、温感も段階的に利き腕から始めて、両腕へ、両脚へ、さらに両腕両脚へと練習を進め、全体として重感→重感＋温感→→重温感というように重感と温感をまとめていきます。手足の血管が緩んで血液循環が良くなった温かい感覚を味わいます。実際に生理的な変化が起こり、皮膚の温度が上昇します。手の平と太ももが触れているところの温かさがすぐに感じられるでしょう。

　手先がジンジンしたり、ズキズキと脈打つ感じがしたりすることが起こることもあります。重感練習中から出る人もいます。不快感を伴う場合には、消去動作をして早めに切り上げます。また温感練習では、「右腕がかすかに温かい」というように、言語公式に「かすかに」を加えてもかまいません。

4) 練習を続けるコツ

　毎回きちんと上手に練習することにこだわる必要はありません。ゆとりがあるときは、準備から時間をかけてじっくり練習できますが、忙しかったり、イライラしていたり、眠かったりすると、集中できなかったり眠り込んでしまったりします。そのような場合には、数秒から数十秒の短い練習を消去動作を挟んで2〜3回繰り返して、あっさり済ませてしまうほうがよいでしょう。1回の練習時間は条件が悪いときほど短くし、細切れに繰り返します。逆に、うまくリラックスできているときでも、3分以上は練習を続けないで、いったん消去動作をして中断し、再度仕切り直して短時間の練習を2〜3回繰り返したほうが、適度な注意が維持できて大きな効果が得られます。

　また、練習を続けるためには、1日の練習の回数と時間帯（いつ）を決めることです。例えば、「1日3回練習しよう」と決めます。そして、「夕食後のひと息ついたときとお風呂上りのホッとしたときと夜寝る前にやろう」というように、いつ練習するかを決めるわけです。イス姿勢ならば、洋式トイレでやってもよいのです。これなら日中の外出先でもできそうですね。このようにコツコツと練習を進めていくうちに、自律訓練法が無理なく自然に生活リズムの中に組み込まれ、練習することが日常の習慣となっていくことでしょう。

5) 重温感練習が自律訓練法の基礎

　第2公式までの練習（重温感練習）は、自律訓練法の基礎となるものです。重温感練習までを習得できれば、自律訓練法の80％程度は習得できたといわれるほどで、リラクセーションという点では十分に目的を達成することができるともいえます。また、ストレスの解消や緩和、ストレス病（ストレス関連疾患）の予防にも大きな効果が得られることが明らかになっています。

　第3公式以降の練習では、身体の内部の働きの調整を行うことにもなりますので、人によっては医師の下で練習を行う必要があったり、あるいは練習を行わないほうがよい場合も出てきます。言い換えれば、重温感練習までは、誰もが安全に行うことができるリラクセーション法であるといえるのです。そういった意味でも、自己練習の場合には、重温感練習までとするのがよいでしょう。

　重温感練習までを習得すると、さらにうれしい効果が期待できます。サーカディアンリズムが自然に整ってくるということです。まず、睡眠のリズムが整いますので、寝つきが良くなり、熟睡できるようになります。また、排便のリズムも良くなり、便秘が解消することがよくあります。女性では、生理のリズムが整うために生理不順や生理痛などがなくなることもあります。

　一般に、練習を開始して1ヵ月も経ったころには重温感練習を習得できるといわれています。ただし、これには個人差がありますので、あくまでも目安です。毎日の練習

（例えば、1日3回程度）を続けていくと、やがて練習のたびに必ず両腕両脚の重温感が出てくるようになります（1〜2分以内に出るのを目安にします）。ここまできたら、この練習をさらに深化させてみるとよいでしょう。これまでの静かな環境ではなく、テレビやラジオのついている部屋や外出先の待合室、電車の中、雑踏の中などで練習してみます。このような悪い条件でも、重温感が出るようになれば、いろいろな場面・状況でリラックスできるようになるでしょう。自律訓練法の目標は、いつでもどこでもリラックスできるようになることです。リラックスするためのものですから、肩の力を抜いて気楽な気持ちで練習を続けてみましょう。

3. 筋弛緩法

　自律訓練法は、両腕両脚が「重たい」「温かい」などの身体感覚に注意を集中して、現在の筋肉の緊張を緩める方法でした。一方、筋弛緩法は、いったん筋肉に力を入れて緊張させてから緩める方法ですので、その落差が大きく、筋肉が緩んだリラックス状態に気づきやすくなります。

　肩など身体が緊張していても自分では気づきにくかったり、たとえ緊張していることに気づいても、自分ではなかなか力が抜けなかったりします。そういうときは、この筋

弛緩法を用いるとリラックスしやすくなります。

　基本的な方法として、まず10秒ほど力（7〜8割の力）を入れ、次いで、一気にパッと力を抜きます。筋肉に力を入れて10秒もするとほとんどの人は疲れてきますから、疲れたら力を抜くと考えてよいでしょう。力を抜いたら20秒ほど緩んでくる感覚をじっくりと味わってください。この力を入れているときの感覚と力を抜いて緩んでくる感覚を味わうことがポイントです。

　準備としては、イスに座って、身体を締めつけるネクタイやベルトを緩め、腕時計やメガネなどもはずしてリラックスできる状態にします。そして、軽く目を閉じて、深呼吸を一つしてから始めましょう。

① 両足のつま先を立ててギュッと力を入れたまま10秒間保ち、一気に力を抜いてリラックス状態を20秒間味わいます。1ヵ所につき3回を目安に行います。力を抜くときに、息を吐くようにします。力を抜いたら、緊張がほどけている感覚を十分に味わいながら呼吸を整えます。

② 同様に、ふくらはぎ、太もも、お尻、お腹、背中と順に行います。それぞれ10秒間緊張させて、一気に力を抜いてリラックス状態を20秒間味わいます。

③ 両肩をすぼめて耳に近づけるようにして10秒間緊張させ、一気に弛緩させてリラックス状態を20秒間味わいます。

> ④ 両腕の肘を曲げて二の腕にグッと力を入れて10秒間保った後、一気に力を抜いてダランとさせ、リラックス状態を20秒間味わいます。
> ⑤ 両腕を楽に伸ばした状態で、両手の拳をギュッと握り締めて10秒間保った後、一気に力を抜いてリラックス状態を20秒間味わいます。
> ⑥ あごを引き締めて、奥歯に力を入れ、鼻にしわを寄せ、口をすぼめて、目も固くつぶって、顔をしかめて10秒間保った後、一気に力を抜いてリラックス状態を20秒間味わいます。
> ⑦ ①〜⑥まで終わったら、しばらくじっとしてリラックス状態を味わいます。

すべての部位を行わなくても、両肩だけ、顔だけというように、緊張を感じている部位だけ行っても効果がありますので、仕事中でも疲れや緊張を感じたらやってみましょう。

あまり緊張・弛緩の動作を急いで行うと、十分なリラックス効果が得られません。力を抜いた後には、20秒ほどじっとして緊張がほどけていく幸福感を存分に味わいましょう。

筋弛緩法でリラックスした後は、手を開閉したり、首や肩を回したり、伸びをするなど、消去動作を行ってください。

4. 腹式呼吸法

　ストレスを受けて緊張すると、呼吸は浅く速くなりがちです。これは胸がふくらむ胸式呼吸をしています。そんなとき深くゆったりした呼吸をすると、気持ちは次第に落ち着いてきます。
　ここでは誰にでも簡単にできる「腹式呼吸法」（図5）を紹介しましょう。
　ポイントは、「お腹を動かすように意識しながら、長くゆっくりと息を吐く」ことです。この息を吐くときに、副交感神経が働いてリラックスします。

> ① 身体の中の空気を全部吐き出すつもりで息を吐きます。このとき、腹筋を使い、お腹をへこますようにして息を吐き切ります。
> 　うまくできないときは、大きな「ため息」をついて、思いっきりお腹から息を吐き出してみると、スムーズに腹式呼吸に入りやすくなります。
> ② ゆっくりと息を吸います（4秒）。吸うときは下腹から膨らませるようにします。
> ③ 長くゆっくりと息を吐きます（8秒）。吐くときはお腹をへこますようにします。
> ④ ②③を繰り返します。

　吸うときは鼻で、吐くときは鼻または口で行います。また、息を吐くときは、吸うときの2倍ぐらいの時間をかけ

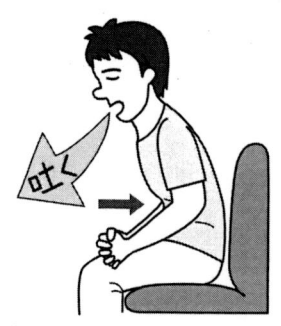

吐くときは、お腹をへこますようにして、長くゆっくりと息を吐く。

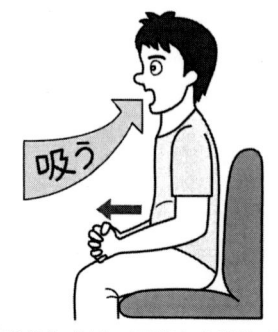

吸うときは、下腹から膨らませるようにして、ゆっくりと息を吸う。

図5　腹式呼吸法

て吐いていきます。このように、4秒吸って8秒吐くというペースにすると、1分間に5回の呼吸になります。普段、私たちは安静にしているときには1分間に10～12回の呼吸を行っていますので、その呼吸に比べたら、5回というのはずっと深くゆったりとした呼吸になります。

　ただ最初のうちは、途中で苦しくならないように、楽なリズムで自分のペースをコントロールしてください。おおむね、1分間に7～8回から始めて、慣れるに従い1分間に5回程度の深くゆっくりとした呼吸にしていくとよいでしょう。また時間も最初は3分間続けることを目標にして、徐々に長くできるように練習しましょう。

　腹式呼吸に慣れないときは、静かなくつろげる場所で、あおむけに寝転んでお腹の動きを意識するとよいようです。さらに枕や本など少し重さのある物をお腹にのせて行

うと、動きがわかりやすくなります。イスに座って行うときは、おへその下（丹田）に両手を重ねるとお腹の動きを意識しやすくなります。

　この深くゆったりとした腹式呼吸は、効率よく酸素を身体の中に取り入れて、自律神経を安定させ、イライラや緊張を鎮（しず）め、血圧の上昇を防ぐことができます。また腹式呼吸は、横隔膜（肺と胃腸の境にある筋肉の膜）を上下に動かす呼吸ですので、内臓のマッサージにもなり、血液の循環が活発になります。

　さらにもう一歩進んで、息を吸うときには力強く新鮮なエネルギーが身体全体に満ちてくる感じを味わい、息を吐くときは心身にたまった緊張や不安、疲れ、ストレスなどがスーッと抜けていく感じを味わうようにすると、一層スッキリとした気持ちになってくることでしょう。

　日ごろストレスがたまって「息が詰まる」という人は、腹式呼吸でどんどん「息抜き」をしましょう。

第Ⅲ章

認知行動療法
～気持ちが楽になる～

1. 認知行動療法とは

　私たちは、現実を客観的に見ているようで、実際は自分なりの「フィルター」を通して見ていることがずいぶんあります。このような自分なりのフィルターを通した現実の受け取り方や考え方のことを「認知」といいますが、私たちは、現実に起こったことをこうした自分なりの受け取り方で理解して対応しようとしています。ところが、ストレスフルな状況にあるときや心に元気がなくなっているときには、現実の受け取り方が極端にかたまってしまう傾向があります。すると、いつものような適切な行動がとれなくなってきて、少し考えれば簡単に解決できる問題までも、どのように解決すればよいかわからなくなったり、できないとあきらめてしまったりするようになります。そのようなとき、その認知を変えて、もう一度広く柔軟に現実を見られるようになれば、問題に柔軟に対処したり解決できるようになると考えられます。

　また、ストレスを受けるといろいろな反応が起こります。それは、私たちがある出来事を体験すると、いろいろなことを考え、それが気分や行動、身体の状態に影響を与えるからです。しかも、気分や行動、身体に現れた変化に反応して「大変だ」と考えて、ますます気持ちが動揺するなど、私たちの認知、気分、行動、身体状態の4つの領域はお互いに影響し合って動揺が広がっていきます。特に、ストレスフルな状況にあるときやうつ的なとき、不安なと

きなどには、落ち込んだり不安が強くなったりという悪循環に陥り、不適応を起こすことがあります。

　認知行動療法では、先の4領域のうち、変容できる認知と行動に働きかけて、こうした不適応を改善していきます。そのため認知的技法と行動的技法が用いられます。

　認知行動療法は、特にうつ病や不安障害に対して効果的であることが知られており、最近注目されている心理療法です。そこで、この章では、「うつ病」と不安障害のうち「パニック障害」「強迫性障害」「社交不安障害」を取り上げ、それぞれの代表的な認知行動モデルを基に、抑うつや不安が生まれるメカニズムとよく用いられる認知的および行動的技法について説明します。

　実際に、認知行動療法が病気の治療法として用いられる場合には、専門家（医師や臨床心理士、カウンセラーなど）の指導の下で行われますが、その考え方や技法は、単に治療に役立つだけでなく、私たちが日常生活の中で感じる落ち込みや不安、怒りなどを自分でコントロールするためにも役に立ちます。そのため、最近では、医療領域での治療にとどまらず、企業における勤労者の方々のストレスマネジメントや学校における教育相談などにも活用されるようになってきています。

2. うつ病の認知療法

　うつ病の認知療法は、アメリカの精神科医ベックによって創始された心理療法で、うつ病の症状を緩和したり、再発を予防したりするために用いられます。

　この認知療法の基本となる抑うつの認知行動モデルは、論理情動療法で有名な心理学者のエリスによる ABC モデルを枠組みにしています。図6がその ABC モデルです。

　一般に、人は、悩みや抑うつ（C）はネガティブな出来事（A）によってもたらされると考えがちです。そして、出来事（A）を変えることができないと、悩み（C）を変えることはできないとあきらめてしまいます。しかし、実際には、悩み（C）は、出来事（A）そのものではなく、出来事（A）をどう受け取るかという受け取り方や信念（B）の結果として生まれます。つまり、出来事（A）を変えられなくても、受け取り方や信念（B）を変えれば、悩みや抑うつ（C）は消えるというわけです。

　ベックは、この ABC モデルを抑うつに当てはめて、図7のような抑うつの認知モデルを考えました。つまり、抑うつ感情（C）は、外界の出来事（A）ではなく、その出

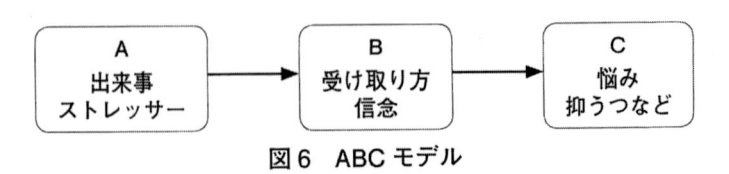

A 出来事 ストレッサー	→	B 受け取り方 信念	→	C 悩み 抑うつなど

図6　ABC モデル

```
A：出来事    B：認知         C：感情
```

- 自動思考
  やっぱり私は何をやってもダメだ

- 抑うつ症状（抑うつ感情）
  落ち込み

- 推論の誤り（認知の歪み）
  レッテル貼りなど

- ネガティブなライフイベント
  クレームをつけられ、やり直しを命じられた

- 抑うつスキーマ
  自分には能力がない

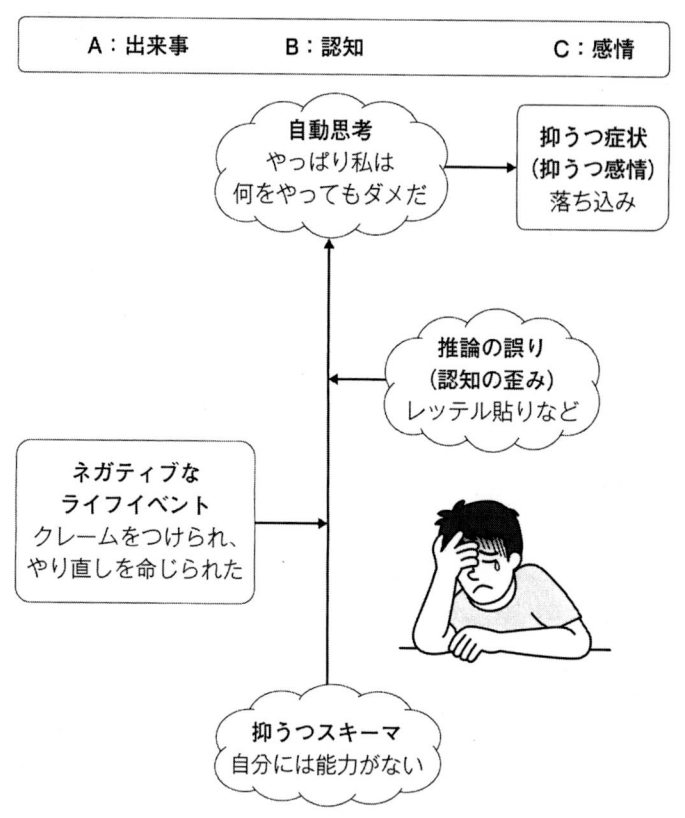

図7　抑うつの認知モデル

(Abramson L, Alloy LB & Metalsky GI: The cognitive diathesis-stress theories of depression. In: Alloy LB (ed.). *Cognitive Processes in Depression*. New York: Guilford Press, 1988.；丹野義彦：エビデンス臨床心理学―認知行動理論の最前線．日本評論社，2001．を参考に作成)

来事をどう解釈するかという認知（B）によって生まれるというわけです。これまで、うつ病のマイナス思考など歪んだ認知（B）は、気分や感情の落ち込み（C）の結果であると考えられていました（感情→認知）。ところが、ベックは、それを逆転させて、マイナス思考など歪んだ認知（B）によって気分や感情の落ち込み（C）が生じると考えたのです（認知→感情）。こうして、認知を変えれば抑うつが軽減されるという「認知療法」が出てきました。

　図7の認知モデルによれば、「抑うつスキーマ」を持つ人が「ネガティブなライフイベント（ストレッサー）」を経験すると、「推論の誤り（認知の歪み）」の影響を受けて「自動思考」を生み出し、この自動思考が直接に「抑うつ症状（抑うつ感情）」を引き起こすというわけです。

　図7をご覧になって気づかれたと思いますが、認知療法では、**図6**のBに当たる認知が、「抑うつスキーマ」「推論の誤り（認知の歪み）」「自動思考」の3つのレベルに分けられています。スキーマというのは、心の深いところにあり、その人なりの価値観や信念、ルール、思い込みといったものによって構成されています。推論の誤りは、認知の歪みあるいは考え方のクセとも呼ばれますが、うつ病などの不適応を示す人に特有の情報処理の仕方のことで、**表8**のような種類があるとされています。そして、自動思考とは、抑うつスキーマと推論の誤りの影響を受けて生み出されるもので、自分の意志とは関係なく、ふと心の表面（意識）に浮かんでくる考えやイメージのことです。

　例えば、「自分には能力がない」といった抑うつスキー

表8 推論の誤り（認知の歪み）

①全か無か思考	ものごとを「白か黒か」「全か無か」と極端に考える。（「完全に～である」「決して～でない」など）
②一般化のし過ぎ	何か一つ良くないことがあると、すべてダメだと思う。（「いつも決まってこうだ」「うまくいったためしがない」など）
③心のフィルター	一つの良くないことばかりくよくよと考えて、良いことを無視してしまう。
④マイナス化思考	単に良いことを無視するだけでなく、何でもないことや良いことでさえも悪く考えてしまう。（「うまくいくのは何かおかしい」「これはまぐれだ」など）
⑤結論の飛躍	根拠もないのに悲観的な結論を出してしまう。
⑥拡大解釈と過小評価	自分の悪い点は大げさに考え、良い点は過小評価する。
⑦感情的決めつけ	自分の感情が現実を反映して、事実を証明する証拠であるかのように考えてしまう。（「不安を感じている。だから失敗するに違いない」など）
⑧すべき思考	どんなことでも「～すべき」「～すべきでない」「～しなければならない」と考え、そうしないと罰でも受けるかのように感じる。
⑨レッテル貼り	自分のした間違いが自分そのものであるかのように「自分はダメ人間だ」と極端な形で一般化してレッテルを貼ってしまう。（私は間違ったことをした。だから「私はダメな人間だ」「私はバカだ。負け犬だ」など）
⑩自己関連づけ	何か良くないことが起こると、何でも自分のせいだと考える。

（バーンズD：いやな気分よ、さようなら－自分で学ぶ「抑うつ」克服法. 星和書店, 2005. を参考に作成）

マを持っている人がいるとします。そういう人は、仕事をうまくやろうとして多くの努力を払うため、普段の仕事では適応していることでしょう。ところが、ある日、時間をかけて仕上げた企画書に上司からクレームをつけられ、やり直しを命じられました。そのネガティブなライフイベントがきっかけとなって、その人はレッテル貼り（極端な形で一般化してレッテルを貼ってしまう）という推論の誤りをしてしまい、「やっぱり私は何をやってもダメだ」という自動思考が浮かび、その考えが頭の中をグルグルと渦巻いて、落ち込んでしまいました。ただ実際には、こうした出来事だけでうつ病になることはまれでしょう。人間関係の悩みや仕事のトラブルが続いたり、そのうえさらに過労や睡眠不足などが重なったりすると、うつ病になりやすいスキーマや推論の誤りを持っている人では、うつ病に発展する可能性があります。

　認知療法では、単にこのようなマイナス思考をプラス思考に変えるのではなく、問題解決に役立つような現実的で柔軟な考え方ができるようになることが目的です。柔軟な考え方をして現実に目を向けていくためには、次の「認知再構成法」と呼ばれているやり方が役に立ちます。

1) 認知再構成法

　認知再構成法は、認知的技法の代表的なものとされ、認知療法の中心技法で非常に有効な方法です。

　先の例では、「やっぱり私は何をやってもダメだ」とふ

と浮かんでくる自動思考が、落ち込みという不快な感情を引き起こしましたが、認知再構成法は、こうした自分に不快な感情を生じさせる自動思考に気づき、その妥当性を吟味しながら、自動思考に代わる新たな思考（より現実的な思考）を見つけ、それに変えることによって、感情の変化を促すというものです。表9のような思考記録表が用いられます。

思考記録表は、次の手順で記入していきます。
① 「状況」に気づく
不快な感情を引き起こした状況（出来事）を記入しま

表9　思考記録表

日時
① 状況
② 感情
③ 自動思考
④ 推論の誤り（認知の歪み）
⑤ 新たな思考
⑥ 結果

す。その際、いつ、どこで、どんなことが、どのように、起こったかをできるだけ客観的に書きます。

②「感情」に気づく

①の状況で、どんな気分・感情を経験したかを短い言葉で記入します（悲しみ、憂うつ、不安、緊張、落ち込み、無気力、後悔、自己嫌悪、恥ずかしさ、悔しさ、戸惑い、イライラ、怒りなど）。

そして、その気分・感情はどのくらいの強さだったかを記入します。その際、今までの経験の中でもっとも強く感じたときを100%、まったく感じないときを0%として、その感情が0～100%のうちどのくらいかを評定してください。例えば、悲しみと書いた場合、今までにもっとも悲しかった出来事を思い浮かべ、そのときの悲しさを100%としたら、この出来事では80%ぐらいかなというように考えます。

③「自動思考」に気づく

②の感情が起こったときに、どんな考えやイメージがふと浮かんだかを記入します。

そして、それぞれの考えやイメージをどのくらい正しいと思うかを記入します。その際、完全に正しいと思う場合を100%、まったく正しいと思わない場合を0%として、0～100%のうちどのくらいかを評定してください。

最初のうちは、自動思考を把握するのが難しいかもしれ

ませんが、過度にネガティブな感情が生じたときや動揺したときに、「今、どんなことが頭に浮かんだのだろうか？」「たった今、自分の頭をどんなことがよぎっただろうか？」と自問することで、自動思考を容易に把握できるようになります。

次に、思考と気分・感情の関係を考えてみましょう。

辛い気分のときにはネガティブな自動思考が多く浮かんでおり、逆に穏やかな気分のときには比較的ポジティブな自動思考が浮かんでいたり、ネガティブな自動思考は浮かんでいないという経験はありませんか。また、辛い気分のときに浮かぶネガティブな自動思考によって、さらに辛い気分になってしまったということはありませんか。つまり、苦しみや辛い気分には自分自身の受け取り方や考え方（自動思考）が関係しており、そうした自動思考を変えれば、辛い気分から抜け出すことができるだろうと考えられるわけです。

この後、いくつか浮かんだ自動思考の中から、正しいと思う評定度が高く、ネガティブな感情との結びつきがもっとも強い自動思考（「ホットな」思考）を選んで○で囲み、その自動思考に対抗したりその自動思考の代わりとなる新たな思考を見つけていきます。

④「推論の誤り（認知の歪み）」を特定する

③で選んだ「ホットな」思考が、表8の10種類の推論の誤りのうち、どれに当てはまるかを記入します。いくつ

もの種類が当てはまる場合もあります。

　辛い気持ちにさせる考え方にはクセ（推論の誤り）があります。生活の中で繰り返し浮かんでくる自動思考を丁寧に取り出して整理していくと、辛い気持ちにさせる自分の考え方のクセを知ることができるようになります。

⑤新たな思考を見つける
　ここは認知を変容する上でとても重要な過程ですので、丁寧に行っていきます。

a) 自分の自動思考を現実の場面に照らし合わせて検討します。それには、「ホットな」思考について、次のように疑問を投げかけてみるとよいでしょう。
　＊そう考えてしまう根拠（理由）は何か（具体的な事実を思い出してください）。
　＊その理由が当てはまらない場合はないか（具体的な事実を思い出してください）。
　　当てはまらない場合には、他のとらえ方を見つけることはできないか。
　＊自動思考を信じることによって、自分にはどんなメリット・デメリットがあるか。

b) 新たな思考をできるだけたくさん見つけていきます。次のように自問してみるとよいでしょう。
　＊自分の気持ちが今より少しでも楽になる考え方はない

か。
*他の人なら、この状況に対してどんなことをするだろうか。
*大切な人（家族や恋人、親友など）が自分と同じことで悩んでいるとしたら、どんなアドバイスをしてあげるか。

そして、それぞれの新たな思考をどのくらい正しいと思うかを記入します。③のときと同様に、0〜100％で評定してください。

⑥結果を評価する

新たな思考を検討した後で、③の自動思考（「ホットな」思考）がどのくらい正しいと思うかを記入します。③のときと同様に、0〜100％で再評定してください。

そして、新たな思考を検討した後で、②の気分・感情がどのくらいの強さになったかを記入します。②のときと同様に、0〜100％で再評定してください。

また、新たな気分・感情があれば記入し、それについても0〜100％で評定してください。

実際に、認知再構成法の練習を行うときには、次のようにステップを踏むとやりやすいでしょう。
ステップ1……自動思考に気づく（①〜③を行う）。
ステップ2……自動思考の推論の誤り（認知の歪み）を特定する（①〜④を行う）。

ステップ3……自動思考をさまざまな角度から検討する（①〜⑤のa)を行う）。
ステップ4……新たな思考を見つけ出し、元の自動思考や気分がどう変化したかを検証する（①〜⑥を行う）。

　以下の例で、思考記録表を作成してみると、**表10**のようになります。
　Aさんは、上司に新規プロジェクトの企画案を提案しました。ところが、最後まで説明が終わらないうちに「いいんじゃないの」と適当な返事をされました。しかも上司は険しい表情ですぐに自分のコンピュータに向かって仕事を始めてしまったため、Aさんは上司が自分を否定していると思い、落ち込んでしまいました。

　ここで見つけ出す新たな思考というのは、すべてのネガティブな思考を拒絶するものでもなければ、単にポジティブな思考というものでもありません。より緩和した形で再獲得する現実に適した合理的な考え方なのです。**表11**にそれぞれの思考のヒントとなる例を挙げておきます。

　ここに紹介した方法は、うつ病の治療や再発予防のためだけでなく、日常生活の中でも、気持ちに余裕がなくなって、悪いことばかり考えて気分がふさぎ込んでしまったり、怒りがこみ上げたりしたときに、気持ちが楽になる方法としても、大いに活用することができます。ぜひ試して

表10 思考記録表（例）

日時	7月15日　午後4時
① 状況	上司に新規プロジェクトの企画案を提案したところ、最後まで説明が終わらないうちに「いいんじゃないの」と適当な返事をされた。しかも上司は険しい表情で、すぐに自分のコンピュータに向かって仕事を始めた。
② 感情	・落ち込み（90%） ・不安（90%） ・怒り（80%）
③ 自動思考	・（私を否定している（90%）。） ・私はどんなに一生懸命やっても評価されない（80%）。 ・上司は、本当は私の案に反対なのだろう（80%）。
④ 推論の誤り（認知の歪み）	・結論の飛躍 ・一般化のし過ぎ
⑤ 新たな思考	・上司は、普段は私にプラスになるように配慮してくれている（90%）。 ・前回のプロジェクトのとき、上司は私の能力を認めてくれていた（80%）。 ・そういえば、上司は昼から緊急会議に出席していた。何か問題が起きて、それに心を奪われていたのかもしれない（70%）。
⑥ 結果	・③の自動思考に対する評価⇒（40%） ・落ち込み（40%） ・不安（30%） ・怒り（30%） ・安心感（30%）

◯内は「ホットな」思考

表11 非現実的・非合理的な思考と現実的・合理的な思考

非現実的・非合理的な思考	現実的・合理的な思考
「〜でなければならない」 「〜すべきだ」 「〜しなければならない」	「〜だったらいいな」 「どちらかといえば〜したい／〜したくない」 「〜に越したことはない」
「いつも〜だ」 「(決して)〜できない」 「もし〜になったら、恐ろしいことだ／耐えられないことだ」 「もし〜になったら、我慢できないだろう」	「いつも〜とは限らない」 「〜できたらいいな」 「もしものごとが思い通りにならなかったら、私はがっかりするだろうが、不安になり過ぎたり落ち込んだりする必要はない」

みてください。

2) 週間活動記録表

　認知療法では、認知的技法のみでなく、行動的技法も用いられます。そこでよく使われるのが週間活動記録表です。

　精神的な疲れやストレスがたまってくると、生活が乱れ、そのために気分が沈み込んで、ますます生活が乱れるという悪循環が繰り返されます。この悪循環を断ち切るためには、規則正しい生活リズムを取り戻す必要があります。リズムのある生活を送って、昼と夜のメリハリをつけることで、良い睡眠が得られ、気分が安定します。

表12 週間活動記録表(例)

記録する気分：うつ
各欄に「活動」とうつの程度を点数(0〜100)で記入する

時間	月曜日		火曜日		水曜日		木曜日		金曜日		土曜日		日曜日	
6:00	起床・着替え	70	起床	70	起床	50	起床	60	起床	50	起床	40	起床	60
7:00	朝食・新聞	60	朝食・新聞	60	朝食・新聞	50	朝食・新聞	60	朝食・新聞	50	シャワー・着替え	30	着替え	60
8:00	出社	50	出社	50	出社	40	出社	50	出社	40	朝食・新聞	20	朝食	50
9:00		50		50		40		50		40	友人宅を訪問		ソファで横になる	60
10:00	会議	50		40		40		50			友人やその子どもたちとおしゃべり	10	テレビ	40
11:00		40		40		40		40		40	子どもたちとゲーム		買い物	30
12:00	昼食	40	昼食	30	昼食	30	昼食	40	昼食	30	昼食	0	家族で外食	20
13:00		50				30				30	公園へ行く	0	ドライブ	20
14:00		50		40		30	上司と話す	0		20	子どもたちとバドミントン	0	帰宅・リラックス	20
15:00		50		50		30		30		20	犬の散歩	10	のんびり	10
16:00		60		60	カウンセリング	20		30		30	帰宅・リラックス	30	友人とメールのやり取り	20
17:00		60		60		20		30			夕食の準備の手伝い	20	夕食の準備の手伝い	30
18:00	帰宅	60	帰宅	60	帰宅	20	帰宅	30	帰宅	20	夕食	20	夕食	30
19:00	夕食	60	夕食	60	夕食	20	夕食	30	夕食	20	皿洗い	20	皿洗い	30
20:00	家族と団らん	60	ソファで横になる	80	入浴	20	皿洗い		友人から電話	10	テレビ	10	テレビ	30
21:00	入浴	60	入浴	60	友人から電話	20	入浴	20	入浴	10	入浴	30	入浴	30
22:00	読書	60	テレビ	60	テレビ	20	友人からの電話	40	テレビ	10	家族とトランプ		テレビ	40
23:00	就寝	70	就寝	60	就寝	20	就寝	40	就寝	10	就寝	20	就寝	40
0:00	睡眠		睡眠		睡眠		睡眠		睡眠		睡眠		睡眠	

表13 週間活動記録表から学ぶ（設問と回答例）

① 1週間で気分は変動しましたか？
　どんなパターンがありましたか？
　気分は変化した。
　一度落ち込むと数時間は続く。それほど悪くない日もある。
② 活動は気分に影響しましたか？
　どのように？
　影響する。
　いろいろやることがある日は比較的良い。
③ 気分が良くなったのは何をしたときでしたか？
　その活動は今後自分のためになるでしょうか？
　気分を軽くできそうな活動は、ほかにあるでしょうか？
　友人と電話で話したり、会ったりしたとき ── その友人は話をよく聞いてくれるから。
　これは自分のためになる。
　ほかには、ヨガや庭いじり。
④ 気分が落ち込んだのは何をしたときでしたか？
　それはなぜでしょうか？
　その活動は自分のためになることでしたか？
　ソファに横になって考えごとをしているとき ── 悪いほうに考えるから。木曜日に友人からもらった電話 ── 悪い知らせだったから。
　自分のためにはなる ── 困難な状況に対処することも必要だ。
⑤ 1日のうちで、気分が落ち込む時間帯はありましたか？
　（例えば、朝は気分がすぐれないなど）
　1週間ではどうでしょうか？（例えば、週末は…）
　朝起きてから外に出るまでは悪い。
　週の初めのほうが比較的悪い。
⑥ 気分が湿っているときにすると良さそうなことはありますか？
　シャワーを浴びて着替えると良さそう。
　散歩も良いが、落ち込んでいるときには散歩に出る気になれない。
　気分のすぐれない日でも外出すると良いようだ。
⑦ 1日、あるいは週の中で気持ちが晴れる時間帯や曜日はありましたか？
　総じて午後のほうが良い。　週では、金・土。
⑧ ③と④で答えたことから、来週もっと気分を軽くするために計画できることはあるでしょうか？
　今後数ヵ月の計画も考えてみましょう。
　友人に電話をして、会う約束をする。
　横になっている時間を短くする。庭いじり。

（グリーンバーガー D, パデスキー CA：うつと不安の認知療法練習帳.
創元社, 2001. を参考に作成）

また、自分が楽しめる活動や達成感が得られる活動をすると、気分が明るくなりますので、そうした活動を生活の中に取り入れていくことも大切です。

　週間活動記録表は、こうした生活リズムを取り戻すために大変役に立ちます。週間活動記録表をつけてみると、自分の生活を客観的に眺め、落ち込んだり、不安になったり、腹が立ったりしたときに何をしていたかが確認できます。また、どんなふうに生活や行動を変えていけば気分が良くなるかも見えてきます。

　表12に週間活動記録表の例を示しました。

　記入の仕方は、まず記録する気分の欄に、問題とする気分あるいはごく最近の気分を書きます。そして、1時間ごとに何をしたかを書き込み、そのときの気分を0～100点で評価します。このとき、その気分がまったくない場合を0点、非常にある場合を100点とします。

　このようにして週間活動記録表を1週間つけ終わったら、**表13**の①～⑧の設問（太字）を自分に問いかけ、活動の内容と気分との関係を見直してみましょう。

3. パニック障害の認知行動療法

　次に、パニック障害の認知行動療法について説明しましょう。

図8は、パニック障害の認知行動モデルです。まず、不安の引き金となる出来事があります。これは、以前パニック発作を起こした場所や状況などの環境の刺激であったり、変な身体感覚があったなどの嫌な考えが浮かんだりと

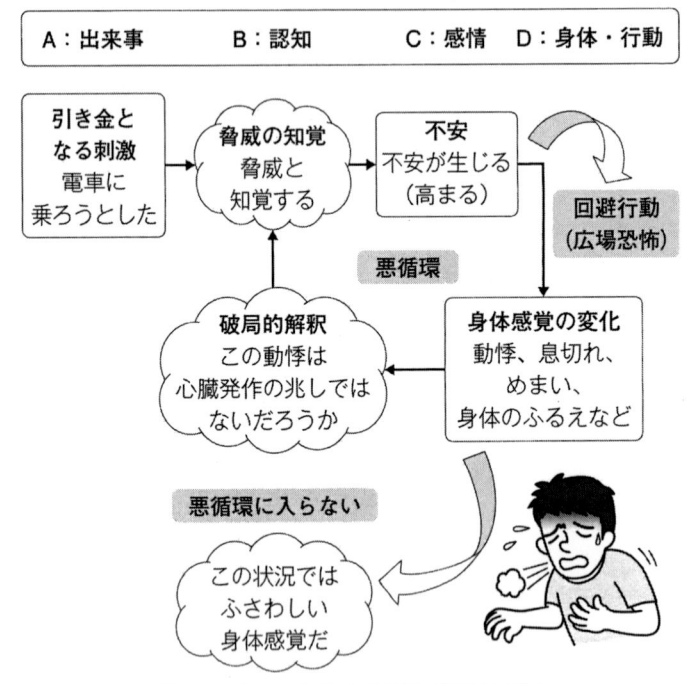

図8 パニック障害の認知行動モデル

(Clark DM: A cognitive approach to panic. *Behaviour Research and Therapy*. 24: 461-470, 1986.；丹野義彦：エビデンス臨床心理学－認知行動理論の最前線. 日本評論社, 2001. を参考に作成)

いったことです。それが脅威をもたらすものとみなされると軽い不安が生じ、それによって動悸、息切れ、めまい、身体のふるえなどの身体感覚が引き起こされます。さらに、それらの身体感覚を「この息切れは呼吸が止まる前兆で、このまま死んでしまうかもしれない」「身体がふるえているのは気が狂ってしまう兆しではないか」というように破局的であると解釈します。すると、脅威がますます強まり、さらに強い身体感覚を生み出します。そして、過呼吸になると、血液中の二酸化炭素が少なくなり、他の身体症状を引き起こしますので、それがさらに破局的であるという解釈を強めるという悪循環が生じ、その絶頂でパニック発作が起こるというものです。

パニック発作を繰り返し経験した後には、こうした恐ろしい発作が再び起こるのではないかという「予期不安」を持つようになります。

また、パニック発作が起こる状況を繰り返し経験すると、その状況とそのとき経験した動悸などの身体症状との結びつきが強くなり、その結果「広場恐怖」を持つようになります。広場恐怖というのは、パニック発作が起こったときに逃げたり助けを求めたりできない感じがする状況に留まることへの恐怖のことをいいます。広場恐怖の人は、発作を恐れて、パニック発作が起きそうな場所や状況を避けるといった「回避行動」をとるようになりますが、回避行動をとると不安が弱まりますので、回避行動（広場恐怖）がますます維持されます。そして、回避の対象はどんどん増え、人によっては家から一歩も外に出られなくなる

など、身動きが取れなくなって日常生活に支障をきたすようになります。

　他方、動悸などの身体感覚を破局的であると解釈せずに、「この状況ではふさわしい身体感覚だ」と解釈した場合には、気に留めることもなく、悪循環に入りませんので、パニック発作は起こりません。

　これらのことを電車が怖くて乗れなくなってしまった人の例で説明してみましょう。その人は、発作がなかったころには、平気で電車に乗ることができました。ところが、ある日、電車に乗ったときに突然パニック発作が起きて、動悸や呼吸困難などの症状を経験したのです。同じことが2、3度繰り返されると、電車を見ただけで、動悸を感じるようになってしまいました。そして、次に、電車に乗ろうとしたときに動悸を感じ始め、「この動悸は心臓発作の兆しではないだろうか」と怖くなり、電車から降りてしまいました。

　このように電車に乗ることを回避してしまうと、その状況への恐怖は増すことになります。それは、「回避したので無事に済んだ」と思ってホッとすることはあっても「回避しなくても大丈夫だった」という確信にはならないからです。そして、その場でホッとした気持ちは、次に電車から逃げる行動を強めることになります（強化）。その結果、電車に乗らなければホッとするという行動が学習されて、電車に乗らないという回避行動が維持されます。こうした発作が起きたときと似た状況の回避をも繰り返すうちに、家を離れたり乗り物に乗ったり群集の中に入ったりすると

いったこともできなくなり、行動範囲が狭くなって生活が障害されていくという結果に陥ってしまうのです。

パニック障害に対する認知行動療法の主な技法としては、認知再構成法、エクスポージャー（曝露療法）、呼吸コントロール技法、リラクセーション法などが用いられますが、これらの認知的技法と行動的技法を組み合わせることで良い結果が得られています。

1) 認知再構成法

パニック障害の人は、ある種の身体感覚を「自分ではどうすることもできない」「心臓発作で死んでしまうのではないか」というように破局的であると解釈する傾向がありますが、そうでない人は、その身体感覚を「この状況ではふさわしい感覚だ」と解釈します。

このように身体感覚の認知の仕方が、パニック発作が起こるかどうかの分かれ目になっています。つまり、その身体感覚を状況にふさわしい感覚だと受け取れれば、パニック発作は起こらないということになるのです。そこで、認知再構成法では、不安を引き起こしている考え方を見つめ直して、そのような破局的解釈の変容を試みます。

2) エクスポージャー

ある状況でパニック発作を経験した人は、またパニック発作が起こるかもしれないと考える場所や状況を回避する

ようになります。そのような回避を続けると、そうした状況に対する不安が増強されます。

エクスポージャーというのは、そういった状況にもう一度向き合うことで、不安が自然に落ち着くのを体験し、不安に直面（曝露）しても自分は安全であることを学ぶ方法です。比較的恐怖の程度が低い状況から段階的に直面していきます。例えば、電車に乗るのが怖いのであれば、「1日のうちで空いている時間帯に1駅乗る」→「1日のうちで空いている時間帯に2駅乗る」→「ラッシュアワーに1駅乗る」というように、具体的に細かく段階をつけたプログラムをつくり、順次そうした恐怖状況に繰り返し直面し、不安が消えるまでその状況に留まり続けます。

エクスポージャーをしているときに感じる不安は、最初は耐えがたいほど辛いものに思われるかもしれませんが、数十分以内に確実に弱まっていきます。また、**図9**の1回目のように、不安が十分に弱まるまでエクスポージャーすると、2回目の不安のピークは1回目よりも低くなり、3回目、4回目と順次不安のピークは低くなっていきます。

したがって、エクスポージャーを行ううえで大切なポイントは、不安がそれほど長引くことはなく、ピークに達した後はゆるやかな下り坂で弱まっていくものだということを実感することと、エクスポージャーは何度も繰り返し行わなくてはならないことです。

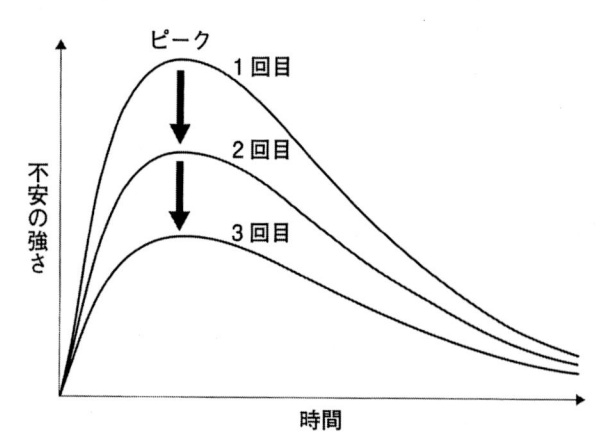

図9 エクスポージャーによる不安の強さの変化

3) 呼吸コントロール技法

　過呼吸の徴候に気づいたとき、すぐにこの呼吸コントロール技法を始めれば、症状は1〜2分で鎮まり、パニック発作にまでならずに済むといわれています。呼吸コントロールは過呼吸の症状がすべて消失するまで続けてください。

　表14に呼吸コントロール技法の練習方法を示しています。この技法は、練習するほど上手になっていきます。1回5分の練習を1日4回行うことをお勧めします。毎日習慣的に練習を続け、いざというときに慌てることなく、使えるようにしておきましょう。

表14　呼吸コントロール技法

心構えと準備

*練習のときは、時計を用意して時間を測りながら行い、時間感覚をつかむようにする。
*鼻で呼吸をする。
*腹式呼吸をする。

進め方

① そのときやりかけていたことをやめて、腰を下ろすか何かにもたれかかる。
② 息を10秒間止める（このとき息を深く吸わないようにする）。
③ 息を吐く。そして、静かにゆっくりと「リラックス」と自分に言い聞かせる。
④ 息を3秒間吸って3秒間吐く。これを10回繰り返す（息を吸って吐き終わるまでを1回と数えるので、1分間に10回の呼吸速度になる）。息を吐くたびに、「リラックス」と自分に言い聞かせる。
⑤ 1分ごとに（10回の呼吸の後に）、10秒間息を止める。
⑥ ④⑤を繰り返す。

4. 強迫性障害の認知行動療法

　ここでは、強迫性障害（OCD）の認知行動療法について説明していきます。
　図10は、強迫性障害の認知行動モデルです。普通の人は、何らかの引き金となる刺激から「強迫観念」が生じたとき、それをバカげていると感じて気にも留めずそのうち

86 4. 強迫性障害の認知行動療法

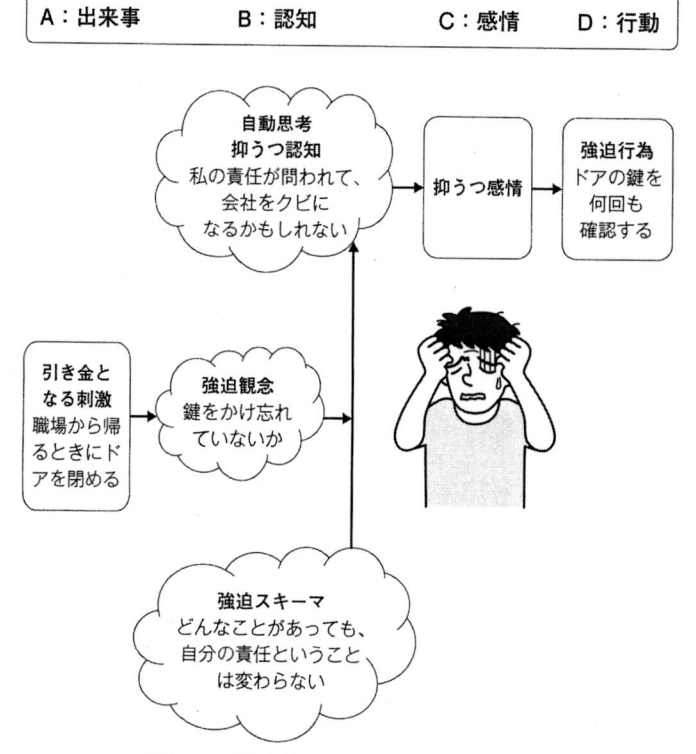

| A：出来事 | B：認知 | C：感情 | D：行動 |

図10 強迫性障害の認知行動モデル

(Salkovskis PM: Obsessional-compulsive problems: A cognitive-behavioural analysis. *Behaviour Research and Therapy.* 23: 571-583, 1985.; 丹野義彦：エビデンス臨床心理学―認知行動理論の最前線. 日本評論社, 2001. を参考に作成)

それは消え去ってしまいます。ところが、強迫スキーマを持つ人は、その強迫観念が生じると、強迫観念が生じたことを恥じたり責任を感じたりして、ネガティブな自動思考が起こり、それによって抑うつ感情が生まれ苦しみます。そして、その抑うつ感情を和らげるために「強迫行為」を行うということになります。

強迫スキーマとは、極端な信念のことで、例えば「どんなことがあっても、自分の責任ということは変わらない」「悪いことを考えるのは、実際に悪いことをするのと同じだ」「自分の場合、小さな問題がいつも大問題に発展するようだ」「小さなミスでもあれば、仕事は不完全ということだ」などがあります。

また、強迫観念は、自分でもバカげている、無意味だとわかっているのに、繰り返し頭の中に浮かんでくる考えのことで、強迫行為とは、その強迫観念に伴う恐れや不安を打ち消して一時的な安心を得るために、自分でも無意味だとわかっていながら繰り返してしまう行為のことをいいます。

これらのことを例を挙げて説明してみましょう。

ある会社員が「どんなことがあっても、自分の責任ということは変わらない」という強迫スキーマを持っていたとします。その人が、ドアを閉めて職場から帰ろうとしたとき、「鍵をかけ忘れていないか」という強迫観念が浮かびました。すると、「私の責任が問われて、会社をクビになるかもしれない」という自動思考が起こり、不安になり抑うつ的になってしまいました。そして、そのような不安や

抑うつを打ち消すために、ドアの鍵を何回も確認するという強迫行為（確認行為）を行ってしまうというわけです。

　この確認行為を行うと、実際に不安や抑うつが軽減しますので、それがかえって確認行為を強めることになります（強化）。この不安を軽減する効果は短時間ですが、強迫性障害の人はその確認行為を行うことで恐れや不安が軽減することをすぐに学びます。不安が大きければ大きいほど、ますますその行為も多くなります。不安のために自分が行っていることに集中できず、行為が正しく行われたかどうかにも自信が持てなくなることによって、さらに状況は悪化します。このことにより不安はさらに高まり、そのためさらに行為を行って不安をコントロールしようとします。このようにして強迫行為は維持されていきます。そして、そのうち強迫行為をすることでへとへとになってしまい（強迫観念または強迫行為に費やされる時間は、1日1時間以上が目安とされています）、納得はいかないものの強迫行為をやめて、一応一段落となります。この引き金となる刺激を受けてからへとへとになって一段落するまでの流れは、次の引き金となる刺激によって容易に誘発されて繰り返されるという悪循環が出来上がります。そして、この流れはあまりにも苦しいものですので、いつも人より先に帰ったり、周りの人に鍵を確認してもらうなど、引き金となる刺激を回避しようとします。

　強迫性障害では、「曝露反応妨害法」の効果が認められ、これが中心に行われますが、**図 10** の認知行動モデルができたことから、曝露反応妨害法に認知の変容を加えた認知

行動療法が行われるようになってきました。

1）曝露反応妨害法

　曝露反応妨害法は、エクスポージャー（曝露療法）と反応妨害法の組み合せであり、不安を感じることをあえて実行して、それで不安になっても強迫行為をしないように頑張って、自分の強迫観念と向き合い、心配するほどではないということを体験する方法です。エクスポージャーをすることで初めは不安緊張感が高まりますが、それは**図9**のように必ず時間の経過とともに弱まっていきます。ここでも、比較的不安の程度の低いことから段階的に実行していきます。

　例えば、確認強迫を持つ人には、確認行為を妨害しながら、確認が済んだという安心感を与えないようにします。また、洗浄強迫を持つ人には、手洗い行動を妨害しながら、手に汚れをつけてそれに耐える訓練をします。確認強迫を持つ人では特に、行動的な確認行為を止められると、そのぶん頭の中で自らの行為やそのときの状況を何度も意図的に思い出して「大丈夫だっただろうか」と認知的に確認する傾向がありますが、そのときに頭の中で「大丈夫」と言い聞かせ（認知的な安全行動）を行って安心感を与えないようにします。生じる思考やイメージや高まる不安をそのまま放って置くことが大切なのです。開き直って「大丈夫ではないかもしれないが、それが何だっていうんだ？」とつぶやいてみるのも一つの方法でしょう。こうす

ることによって、実際にそれほど危険なことが起こらないことや、強迫行為をする必要がないことを実感していくわけです。このような曝露反応妨害法は、かなりの効果があるといわれています。

2) 認知の変容

　強迫観念というのは、強迫性障害の人に特有のものではなく、誰もが体験し得るごく普通のものです。これまでの研究では、健常者の約 84% の人が強迫性障害の人に見られる強迫観念と同じような考えを体験しているという報告があります。強迫観念が起こったとき、普通の人はそれほど気にしないのに対し、強迫スキーマを持つ人は強迫観念が引き金になってネガティブな自動思考が起こり苦しみます。つまり、強迫性障害の人を苦しめているのは自動思考や強迫スキーマです。ここでは、自動思考や強迫スキーマの変容を試み、たとえ強迫観念が起こっても苦痛を感じないようにしていきます。

5. 社交不安障害の認知行動療法

　最後に、社交不安障害（SAD）の認知行動療法について説明します。

社交不安障害は、2008年の日本精神神経学会で「社会不安障害」から名称が変更されたものです。

図11は、社交不安障害の認知行動モデルです。社交不安障害の人は、「社交不安のスキーマ」という独特の信念を持っており、そういう人が恐れている対人場面に遭遇すると、「みんなから笑われている」「私の価値が低められたり、人から拒絶されるだろう」といった「ネガティブな自動思考」が浮かんできて、その対人場面を危険だと認知します。すると、「観察者視点の自己注目」という特殊な状態に自動的に切り替わってしまいます。この特殊な状態になると、「不安関連症状」や「不合理な対処行動」が起こってきます。

社交不安障害の人では、苦手な状況に入ったときにとらわれやすい、次の3つのスキーマがあるといわれています。

---

①**自分の対人行動について高過ぎる基準を置いているスキーマ**
「私は知的で魅力的に見えるように行動しなければならない」「私が不安であることを他人に見透かされてはならない」という信念。

②**他人からの評価について「もしAならばBである」という条件つきのスキーマ**
「もし私が失敗したら、人は私を相手にしてくれないだろう」「もし他人が本当の私を知ったら、私を好きにはならないだろう」「もし誰かが私を嫌いな

らば、それは私の失敗だ」という信念。
③無条件に自分はダメだというスキーマ
「私は変わり者だ」「私は間抜けだ」「私は人に受け入れられない」という信念。

　社交不安障害には、非全般性社交不安障害と全般性社交不安障害がありますが、前者は人前で話をする、人前で字を書く、電話に出る、人と一緒に食事をするといったように、ある限られた状況でのみ不安な気持ちやそこから立ち去りたいという強い恐怖を感じ、後者は人とかかわるほとんどの状況で強い不安や恐怖を覚えます。

　非全般性社交不安障害の人は、①のスキーマを持つことが多く、何か外傷的な出来事をきっかけとして持つようになることが多いようです。一方、全般性社交不安障害の人は、③のスキーマを持つことが多く、子どものころから持っていることが多いといわれています。

　このようなスキーマを持っている人が、例えば、苦手なPTAの集まりに出たときに、こうしたスキーマが強くなってくると、その状況が自分にとって非常に危険なものだと考えてしまうようになります。そして、「自分がきちんと行動できているかどうか」ということだけが気になって、周囲に目が向かなくなっていきます。周りの人のことを気にしているはずなのに、実際には自分のことだけを考えるようになってしまうのです。このようなときは、「小心者だと思われている」「変な人だと思われている」というネガティブな自動思考が浮かんで、自分にとって良くな

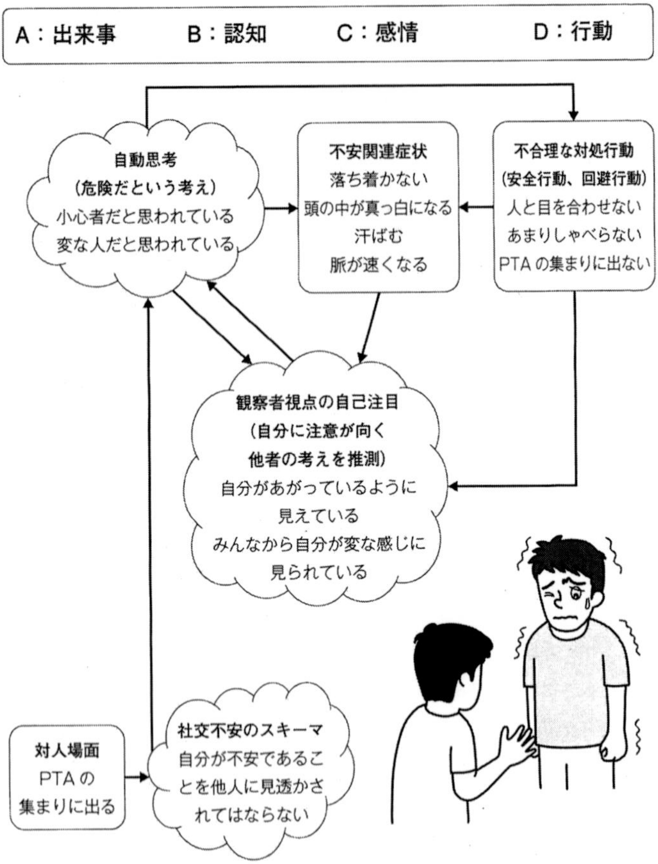

第Ⅲ章 認知行動療法 〜気持ちが楽になる〜

A：出来事　　B：認知　　C：感情　　D：行動

自動思考
（危険だという考え）
小心者だと思われている
変な人だと思われている

不安関連症状
落ち着かない
頭の中が真っ白になる
汗ばむ
脈が速くなる

不合理な対処行動
（安全行動、回避行動）
人と目を合わせない
あまりしゃべらない
PTAの集まりに出ない

観察者視点の自己注目
（自分に注意が向く
他者の考えを推測）
自分があがっているように
見えている
みんなから自分が変な感じに
見られている

対人場面
PTAの集まりに出る

社交不安のスキーマ
自分が不安であることを他人に見透かされてはならない

図11 社交不安障害の認知行動モデル

(Clark DM & Wells A: A cognitive model of social phobia. In: Heimberg R, Liebowitz M, Hope DA, et al. (eds.). *Social Phobia: Diagnosis, Assessment and Treatment*. New York: Guilford Press, 1995.；丹野義彦：エビデンス臨床心理学―認知行動理論の最前線．日本評論社，2001．を参考に作成)

いことばかりに目が向くようになります。

こうして自分のことばかりに目が向き過ぎると、現実の受け取り方がますます極端になっていき、「自分があがっている」と感じているから「周りの人に自分があがっているように見えている」とか、「自分が緊張して顔がこわばっている」と感じるから「周りの人の目に自分の顔がこわばっているように見えている」、さらには緊張して「自分がいつもと違う感覚」を体験しているのだから「周りの人から自分が変な感じに見られている」といった思い込みによって、他の人が見る自分のイメージを推測して決めつけてしまいます（観察者視点の自己注目）。

そして、不安や緊張が強くなると、落ち着かなくなり、身体にも反応が現れて、頭の中が真っ白になったり、汗をかいたり、脈が速くなったり、手がふるえたりするようになります。

このように不安が強くなり、身体に不安関連症状が出てくると、さまざまな不合理な対処行動をとるようになります。不合理な対処行動とは、不安になったときに、不安に対処するためにとる行動で、「安全行動」とも呼ばれます。ところが、実際には、こうした不合理な対処行動は、不安に関連した症状を弱めるどころか、かえって強めることになることが多いのです。

また、例えば、あがっているのが周りにバレてしまうから「人と目を合わせない」「あまりしゃべらない」といった不合理な対処行動をとると、ますます自分に目が向き過ぎたり、周りの反応の良くない面が目につきやすくなりま

す。そのほかに、変な人と思われるくらいなら、苦手な状況や場面から逃げ出してしまおうと「PTAの集まりにはあまり顔を出さない」といった回避行動をとるようになります。PTAの集まりを回避すると、一時的な安心を得られます。安心した気持ちは、次からのPTAの集まりに出ない行動を強めることになります（強化）。その結果、PTAの集まりに出なければ安心するという行動が学習されて、PTAの集まりに出ない回避行動が維持されます。そうした行動が積み重なって回避する場面が増えると、人の集まりに出る経験が減りますので、ますます自信が低下しますし、社会的に十分な評価を得られなくなったり、孤立してしまうという弊害が出てきます。

社交不安障害に対する認知行動療法では、認知再構成法、エクスポージャー、アサーション、呼吸コントロール技法、リラクセーション法、注意分散法などが主な技法として用いられます。

1) 認知再構成法

非現実的で自分自身にとって負担になる考え、特に他人からの否定的な評価にまつわる考え（自動思考、観察者視点の自己注目、スキーマ）を日常生活において、現実的で有用な考え方に変えていきます。つまり、現実的に考えることができるようになるということが目的です。ただし、このとき、考え方を変えることで不安を人生からすっかり取り除くのではなく、不必要で過剰な不安をできるだけ減

らし、対人場面でより安心していられるようになることが大切です。それは、正常な社交不安を持って安気でいられるようになることなのです。

2) エクスポージャー

　不安を感じる状況や場面を回避することで、不安は一時的に軽くなりますが、それではそうした状況や場面で不安になるという症状は改善されないばかりか、不安がさらに強くなることさえあります。また、回避することで、自分に失望したり、自分を批判したりして、自尊心が低下します。さらには、例えば、「何を話せばよいかわからないから、人の集まりには顔を出さない」というように、不安を感じる苦手な場面を避けていれば、実際、周りの人から感心されるような良いアイディアを何とか出せたかもしれないのに、その可能性を発見するチャンスを逃してしまうことにもなります。

　エクスポージャーでは、一定時間、不安を感じる状況や場面に身を置き続け（状況や場面にもよりますが、1時間が目安とされています）、不安な気持ちになってもそこから立ち去らないようにします。強い不安のピークは10～15分で、その後は次第に和らいでいきます（図9を参照）。こうして一定時間、不安な状況や場面に身を置き続けることによって、時間の経過とともに不安が次第に弱まっていくことや、一定時間そうした場面に留まり続けても実際にそれほど危険なことは起こらない、そんなに大変な事態に

はならないことが実感としてわかります。そのような経験を積み重ねて、「不安に直面しても大丈夫」「不安だからといって危険なわけではない」ということに気づいていき、認知が変わったり慣れが生じてきます。それによって、不安を和らげ、回避行動を減らしていきます。

3）アサーション

社交不安障害の人には、自己主張不足がよく見られます。自己表現の仕方としては、「ノン・アサーティブ（非主張的）」なタイプです。その理由には、他人の気分を害することへの恐怖と他人から否定的な評価をされることへの恐怖が考えられます。

前者の場合、相手に「ノー」と言ったり、相手の意見に反対したりしたことで、相手の気分を害したら、その責任が自分にあると考えるからのようです。これは自己関連づけや結論の飛躍といった認知の歪みを反映していると考えられます。また、後者の場合は、自分の本当に考えていることや、自分がしたいと思っていることを言ったら、相手に受け入れられず、批判され、見下されるのではないかと恐れるからなのですが、これは他人に受容されなければならないという思い込みがあり、他の人の意見に過度の関心を持っていることが原因なのでしょう。

私たちには、自分が何を考え、どのように行動するかを意思決定する権利（アサーション権）があります。私たちがどのように相手に反応するかを選ぶのは私たちの責任で

すし、相手がどのように私たちに反応するかを選ぶのは相手の責任なのです。

こうしたノン・アサーティブなやり方は、人生のさまざまな経験から身についてしまい、すっかり習慣化してしまいます。ノン・アサーティブな態度でいると、自分が本当に思っていることや欲していることを言うことができないために、自分を批判し、自尊心が傷つきます。そして、怒りや憤慨、失望といった感情を抑え込むことになり、そうした感情が身体の緊張を高めてパニックや不安を引き起こしやすくなります。それが限界に達すると、感情を抑制できなくなり、攻撃的に爆発してしまうことがあります。その後には罪悪感が生じて、再び感情を抑え込むことになってしまうのです。

自分の対人関係の持ち方やスタイルが、今の人生において、適切でかつ役に立つものになっているかどうか批判的に吟味してみることも大切です。そうした習慣化した古いものを、より新しい健康的なスタイルに置き換えていくことで、人生ははるかに楽になることでしょう。

4) 呼吸コントロール技法

社交不安障害の人では、呼吸コントロール技法が、気持ちを落ち着かせて思考をはっきりさせたり、不安から気をそらしたりするためにとても役立ちます。不安の最初の徴候を感じたら、呼吸コントロール技法を使ってみましょう。落ち着きを取り戻すまで、この方法で呼吸を続けてく

表15 呼吸コントロール技法

心構えと準備

* 練習のときは、時計を用意して時間を測りながら行い、時間感覚をつかむようにする。
* 呼吸をゆっくりとスムーズに行うことに集中する。
* 鼻で呼吸をする。鼻で呼吸をすると、吸う息が制限され過呼吸を防ぐことになる。
* 腹式呼吸をする

進め方

① 中等量の息を吸って、息を6秒間止める。
② 心の中で「リラックス」と言い、息を吐く。息を吐きながら緊張も吐き出すようにする。
③ ゆっくりと軽く、息を3秒間吸って3秒間吐く。これを10回繰り返す（息を吸って吐き終わるまでを1回と数えるので、1分間に10回の呼吸速度になる）。
④ 1分ごとに（10回の呼吸の後に）、6秒間息を止める。
⑤ ③④を繰り返す。

ださい。

練習方法を**表15**に示しています。1回5分の練習を1日4回、少なくとも3週間続けることをお勧めします。

不安や緊張を引き起こす状況でも自然に使えるようになるには、日ごろから練習しておくことが大切です。

5）注意分散法

注意分散法は、たった一つの対象に注意が集中し過ぎる

ことによって何らかの問題が生じている場合、複数の対象に注意を分散させることによって問題を解消しようとする技法です。

　不安や緊張が高まると、胸がドキドキする、顔が赤くなる、手がふるえる、声がふるえる、汗が出るといった自分の身体の反応や、うまく話せるだろうか、うまくやれるだろうかといった目の前の心配ごとや、自分が相手からどう見られているか、相手が自分のことをどう思っているかといったことに、気持ちが集中してしまいがちになります。そういうときに、意識的に他のことに注意を向けてみると、不安や緊張が和らぐことがあります。

　注意を向けたりそらしたりする対象は何でもかまいません。いくつか試してみて、自分に向きそうな方法を探してみましょう。

　いくつか例を挙げてみます。

* 自分ではなく他人に注意を向けます。このとき、「相手が自分のことをどう思っているか」という他人の内面ではなく、むしろ髪の毛や身に着けている物（服、ネクタイ、腕時計、アクセサリー）など外見に意識を向けます。例えば、どんな色の服を着ている人が多いか、どんな模様のネクタイの人が多いかなど観察します。
* 天井、壁、時計（時刻）、床、植木、空、雲（形・色）など周りの環境に目を向けます。
* 空調の音、BGM、話している人の声の調子など聴覚的なことに注意を向けます。

＊赤いもの、丸いもの、数字（例えば「3」や「7」）、非常口、電灯などを探したり、その数を数えたりします。
＊自分の足の裏（土踏まず）に注意を向けます。

　現実の場面で、急激に不安が高まったり、気分が落ち着かなくなったり、胸がドキドキしたりしたとき、呼吸コントロール技法やリラクセーション法、注意分散法などの不安対処法を行うと不安が和らぐことがあります。エクスポージャーで不安な場面に慣れていく訓練を進めていくときにも、これらの不安対処法は役に立ちます。いつでもどこでもこれらの不安対処法を使えるように、日ごろから練習して身につけておきましょう。

第IV章

アサーション
～さわやかな
コミュニケーション～

1. アサーションとは

アサーション（assertion）とは、「自分も相手も大切にした自己表現」のことをいいます。これには、単なる自己表現というのではなく、相互尊重の精神でコミュニケーションすること、さらにはそうした精神に基づいて生きていくことという広い意味が含まれています。その前提には、人それぞれ考え方や感じ方が異なっているという認識があり、またそれで良いとされ、そうした違いをお互いに尊重し合うことが大切だという考え方があるのです。

人間には生まれながら与えられている基本的人権がありますが、アサーションの権利（アサーション権）もその一つです。その基本は「誰でも感じたことや考えたことを表現してよい」ということであり、お互いがこの権利を尊重し合うことでより良い人間関係が形成されていきます。権利というと大げさな感じを受けるかもしれませんが、この権利をあらためて受け入れてみることで、自分の気持ちを素直に表現できないために後悔することも、自分を責めることも、あるいは非合理な思い込みによって悩んだり不安になることも減っていき、人間関係のあり方が変わっていくことでしょう。

アサーション権にはさらに、自分が自分の行動を決める権利を持っているという内容が含まれています。これは他人についても同様で、その人が自ら変わろうと決めない限り変わらない、つまり他人を変えることはできないという

ことです。交流分析を創案したアメリカの精神科医バーンは、「過去と他人は変えられない」と言っていますが、まさにその通りなのです。自分の立場や力を利用して相手に押しつけたり変えようとしたりするのは相手の人権を侵害することになります。実際、人が変わるというのは、自分の思いを伝えてみて、それを相手が理解し、そうしようと自ら思って初めて可能になることなのです。

　人との信頼や親密さを育んでいくためには、こうした誰もが持っているアサーション権を認めることが出発点です。そして、アサーションでは、お互いの違いを認め、自分の思いを素直に表現し、相手にも耳を傾け理解しようとすることによって、たとえ違いはあっても、気持ちの良いコミュニケーションが交わされ、お互いに理解が進み信頼し合った良い人間関係ができていくと考えます。

　自己表現のタイプには、アサーティブを含めて、ノン・アサーティブ（非主張的）、アグレッシブ（攻撃的）の3つがあります。それぞれのタイプについて説明しますので、まず自分がどのタイプかを知りましょう。

1）アサーティブなタイプ

　自分も相手も大切にするタイプで、自分の気持ちや考えなどを素直に率直にその場にふさわしい方法で表現すると同時に、相手にも同じように表現できるように気遣います。

　このようにお互いに率直に話をすれば、当然ながら、お

互いの意見や気持ちの相違によって葛藤も起こってきます。アサーティブな人は、そうした葛藤が起こったときも、お互いの意見を出し合い、聞き合って、譲ったり譲られたりしながら、両者にとって納得のいく解決策を見つけ出していこうと努めます。お互いが win-win の関係を目指すのです。

アサーティブなやり取りは、多少時間がかかることはありますが、お互いの満足感が高く、人間関係を豊かにします。後にはすがすがしい、さわやかな印象が残ります。

2) ノン・アサーティブ（非主張的）なタイプ

相手は大切にしますが、自分を大切にしない非主張的なタイプで、日本人に多いタイプといわれています。自分の考えや気持ちを相手に言わないだけでなく、あいまいな言い方をしたり、言い訳がましく言ったり、遠まわしに言ったり、小さな声で言ったりしますので、自分の思いや言い分が相手にあまり伝わりません。このような言動は自己を軽視することにもなってしまいます。

ノン・アサーティブな人は、相手の様子をうかがい、相手の思いに合わせようとしますので、一見、従順で素直な良い人のように見えますが、自分よりも相手を優先して自分の感情を抑えて我慢していますので、ストレスは増え、怒りや恨みもたまっていきます。それが長く続くと、うつ状態になったりします。また、怒りや恨みがたまると、相手にはっきり言わずにムッとした顔をしたり、つっけんど

んな言い方や嫌味っぽい言い方をして遠まわしに攻撃したり、あるいは、自分より弱い立場の人に八つ当たりしたり、意地悪をしたりといった言動をとることもあります。さらには、怒りが爆発し、突然キレたように攻撃的な言動になることもあります。

　ノン・アサーティブな対応をされた相手は、同情や軽蔑を感じたり、理不尽な攻撃をされて「何を考えているのかわからない」と困惑したりすることもあります。また、相手を犠牲にして自分の目的を達成することになるため、罪悪感を感じることがあります。

3) アグレッシブ（攻撃的）なタイプ

　自分は大切にしますが、相手を大切にしない攻撃的なタイプで、自分の考えや気持ちをはっきりと主張するのですが、相手の考えや気持ち、反応を無視・軽視して、一方的に自分の主張を相手に押しつけます。大声で怒鳴ったり、暴力的になって自分の言いなりにさせる言動であったり、優しく丁寧な言い方でおだてたりなだめたりして相手を従わせようとしたり、あるいは巧妙に自分の言い分を相手に押しつけたりします。本人は相手に自分の思いどおりになってほしいと思っていて、相手を支配し、相手に勝とうと思ったり、相手より優位に立とうとする態度をとり、結果的に、相手を犠牲にしたり踏み台にして自分の目的を達成することになります。

　アグレッシブな人は、一見、ハキハキして迷いもないよ

うに見えますが、実はどこか防衛的で、必要以上に威張っていたり、強がっていたりします。自分の主張は通っても、後味の悪い思いをしたり、後悔したりもします。また、他者と対等で親密な関係も安心したかかわりも持つことができず、孤立するおそれがあります。

アグレッシブな対応をされた相手は、感情を傷つけられ、やり込められた気持ちになります。そのため防衛的になったり、怒りを感じたりして、時には攻撃的になることもあります。

表16には、3つの自己表現の例を挙げています。

表16 アサーティブ、ノン・アサーティブ、アグレッシブの比較

行　動	アサーティブ	ノン・アサーティブ	アグレッシブ
自分を尊重	○	×	○
相手を尊重	○	○	×
例1 この仕事やっておいて。	ごめんなさい。明日までの仕事で手一杯で、今は引き受けられないの。	う、うん。	そんなの私の仕事じゃない。
例2 この翻訳はひどいな。	何が悪くて、どう直せばよいか教えていただけますか。	そんなにひどいですか。申し訳ありません…	そんなにひどいと思うなら、自分でやってください。

実際には、誰でもアサーティブ、ノン・アサーティブ、アグレッシブの3つの側面を持っていて、全般的にいずれかの面が特に強く現れる人や、相手や状況によって使い分けている人がいます。例えば、友人など気心が知れた人に対してはアサーティブになれるのに、親や上司など立場が上の人に対してはいつもノン・アサーティブになってしまったり、子どもや部下など立場が下の人に対してはアグレッシブになってしまうなど、相手や状況によってアサーティブになれない人がいます。

　ノン・アサーティブな人のように、自分で自分を卑下するような態度をとっていると、自ら自分を否定するような行動をとることになります。こうした自分の行動に対して他の人もそれにふさわしい対応をし、尊敬しなくなります。そして、他の人からのその扱いを見て、「やっぱり、私はダメだ。みんなの態度を見ればわかる」と、自分の態度を再認識することになるという悪循環ができてしまいます。この悪循環を断ち切るためには、アサーティブに振る舞うことを試してみるとよいでしょう。そして、他の人から肯定的なフィードバックが得られると、これが自分の態度を改善するという良い循環に変わっていきます。

　いろいろな研究によっても、ノン・アサーティブ傾向の強い人もアグレッシブ傾向の強い人も、きちんと自分を主張して主体的に行動できるようになるにつれて、ストレスは減少し、自尊心が高まることがわかっています。

　頭痛、疲労感、胃の不調、発疹、喘息といった身体的な問題も、アサーティブな言動が上手にできないことと関連

している場合があります。逆に言えば、アサーティブになることで、これらの身体的な症状もある程度防ぐことができるのです。

　最近、アサーションは教育界や産業界などでブームになりつつあります。アサーションは単なる自己表現ではなく、その背後に人間愛に満ちた人権主義や自己実現の思想があります。歴史的に見てもアサーションは抑圧され、虐げられてきた人々が自分たちの人権回復を目指したことにその起源があります。その発展の契機となったのが、アメリカにおける1960年代の公民権法を中心に始まった人種差別撤廃の運動や、1975年の国際婦人年をきっかけに世界的に広がった女性の地位向上と機会均等の確保に向けた女性差別の撤廃運動でした。前者では、ワシントンD.C.のリンカーン記念公園で行われたワシントン大行進でのスピーチ「私には夢がある（I have a dream）」でよく知られているキング牧師が、徹底した非暴力主義を貫き、アサーティブに人権としての平等を訴え、人種差別撤廃の動きを大きく前進させました。そして、今まさにアサーションの発祥の地であるアメリカで黒人初の大統領が誕生し、新しい世紀の到来との期待が高まっています。

　今後、グローバル化とともに社会の複雑化・多様化が進むにつれて、より効果的・積極的な人間関係が求められるようになります。そうなると、アサーションはますます重要になっていくことでしょう。

2. アサーティブになることを阻(はば)むもの

　アサーティブになりたいと思っても、それを阻んでいるものがあります。そのいくつかの要因を以下に挙げてみます。

1) 自分の本当の気持ちや考えがわからない

　自分の気持ちや考えを率直に素直に表現するには、まず「今、ここで」の自分の心の動きを理解していることが必要です。ところが、不都合だとか理不尽だと感じていながらも、そうした気持ちを押し殺して相手に合わせてばかりいると、自分の本当の気持ちや考えがわからなくなってきます。

　こうしたノン・アサーティブなあり方を改善しようとするときは、まず、どんな感情を持ってもよい、どんな自分であってもよいという考えをしっかり受け入れることです。例えば、相手から攻撃的にものを言われて「それは嫌だ」と思ったら、その時の自分の気持ちや感情をつかんでみましょう。怖いと感じて、思わず「怖い」と言葉が出るかもしれません。自分の感情を素直に言えた言葉は、相手を責めようとか相手を変えようと意識して出た言葉ではないはずです。そしてこの後に、こちらがしてほしいことを伝えていけばよいのです。それには後述するDESC法が役に立ちます。

2) 非合理的な思い込みを持っている

　自分の考えの中に、非合理的な思い込みがあって、アサーティブになることを邪魔していることがあります。これは、「人を傷つけてはいけない」「失敗してはならない」「断ってはいけない」「人に好かれなければならない」「自分の欲求や希望は控えめにすべきだ」といった、「〜ではいけない」「〜しなければならない」「〜すべき」などの考えが自分を縛りつけている場合です。

　例えば、「人を傷つけてはいけない」という思い込みを持っている人は、人と接するとき、人を傷つけないよう細心の注意を払っています。ところが、どんなに気をつけていても、相手が傷ついてしまうことはありますから、「人を傷つけないほうがいいけれども、ときには傷つけてしまうこともある」と考えるほうが、はるかに現実的で合理的です。もし傷つけてしまったならば、傷つけたことを素直に謝り、お互いの関係を修復することにエネルギーを使うことです。また逆に、自分が傷ついたときでも、相手を感情的に責めたり非難せずに、傷ついたことを穏やかに相手に伝えていけるようになることも大切です。

　また、「失敗してはならない」と思い込んでいると、失敗をしないよう必要以上に慎重になり、新しいことに積極的にチャレンジすることが怖くなってきます。しかし、人間は完全ではありません。「失敗は誰にでも必ずあるもの」なのです。だから、「成功するほうがいいけれども、ときには失敗することもある」と考えるほうが現実的ですし、

肩に余分な力が入らず、前向きに取り組むことができるでしょう。たとえ失敗しても、なぜ失敗したのか、どうすればよかったのか、次に同じ状況が生じた場合にはどうするのがよいのかをしっかり考えることができれば、その失敗は大きな意味を持ちます。また、失敗の経験を活かせば、実はさらに大きな収穫が得られます。考え方の幅が広がることから自信がつき、自分を肯定的に認め、自尊心が育っていきます。また、自分の失敗を積極的に認めることによって、独りよがりの姿勢は弱まり、他の人に学ぼうと謙虚になります。これらはすべて、人としての精神的な成長につながります。こうして失敗から学ぶことができれば、結果的に、それは成功といえるでしょう。

　「人に好かれなければならない」という思い込みもまた、アサーティブになることを阻んでいます。こうした思い込みがあると、相手に嫌われないように行動し、自分を抑えて相手の考えや気持ちに合わせるようになります。相手次第で対応を変えることになり、その結果、自分の価値観を確立することができなくなります。私たち自身がすべての人を好きになれないように、すべての人から好かれることも不可能です。だから、「人に好かれたほうがいいけれども、ときには好かれないこともあるし、好かれなければならないということもない」と考えるほうが合理的ですし、ありのままの自分を受け入れやすくなります。

3) アサーティブに振る舞うことに対する不安や恐怖がある

アサーティブになることによって、相手の気分を害するのではないか、批判されないか、拒絶されないか、怒りや攻撃を向けられないかといった不安や恐れを感じる場合があります。

相手に要求したり、相手に「ノー」と言ったり、相手の意見に反対したりして、それによって相手の気分を害してしまったならば、その責任は自分にあると考えるからなのでしょう。しかし、ここで思い出してください。私たちは誰もがアサーション権を持っています。それは、自分が何を考え、どのように行動するかを意思決定する権利なのです。例えば、相手に要求したとしても、相手にも「ノー」と言う権利があるのですから、自分が強要していると責任を感じる必要はないのです。もちろん、こちらにも断る権利があるのですから、受け入れられないときは「ノー」と言ってもよいのです。

また、相手からの批判や拒絶、怒り、攻撃に対して不安や恐怖を感じるのは、それによって葛藤や対立が起こることを恐れているからなのでしょう。それは葛藤や対立をお互いを傷つけ人間関係を壊すものととらえているからではないでしょうか。また、これまでにも葛藤や対立が起こりそうな場面を回避してきたために、葛藤や対立に直面した経験が少なく、対応の仕方を学び損ねているからかもしれません。

人はそれぞれ考え方や感じ方が違っていますので、葛藤

や対立が起こることもあります。一般に、そうした葛藤や対立を避けようとして、ノン・アサーティブあるいはアグレッシブな言動をしてしまう人が多いようです。基本的に、葛藤や対立が起きたときもアサーティブに対応していきます。たとえ相手と異なることを言っても、相手とのつながりは続けられるものですし、自分も相手も大切にしようとすれば、当然このような葛藤や対立を避けようとはしなくなるものです。葛藤や対立は不可避なものであると考えて、これをきちんと見据え、お互いの協力によって乗り越えていこうと努力することで、人間関係はより深まっていきます。葛藤や対立が起きたときは、後述するIメッセージやDESC法を工夫して使ってみるとよいでしょう。

4) アサーション権を自覚していない

　アサーションをするには、誰もが持っているアサーションの権利について知り、それに確信を持つことが前提です。ところが、生来持っているこの権利よりもむしろ、社会的に後につくられた固定観念（性、役割、年齢、地位などの固定化されたイメージ）を優先させて自分の行動を規定している可能性があります。そのため、頼まれごとを断っていいのか、こんなことを言って相手に嫌われないだろうかと迷ったとき、拠り所とする明確な判断基準がなくて自分の判断に自信が持てず、アサーティブになれないということが起こります。

　アサーション権には、「自分には十分な価値がある」「完

璧でなくてもよい」「自分を表現してもよい、変更してもよい」「表現しなくてもよい」「間違いや失敗をしてもよい、責任をとってもよい」「ノーを言ってもよい」「相手に要求をしてもよい、欲しいものを望んでもよい」「周囲の期待に応えなくてもよい」などがあります。ここで気づかれた方もいると思いますが、アサーション権には「表現しなくてもよい」という権利が含まれています。これは、アサーションしない決断をしてもよいというもので、ノン・アサーティブな「言いたいけれども言えない」のではなく、「言えるけれども言わない」というアサーティブな決断をしているのです。

3. アサーティブになるための方法

1) 相手の良いところをほめる

　アサーションの基本は、「相手の良いところに気づいたらほめる」ともいわれます。大人になるとほめられることが少なくなりますし、職場などで立場が上になればなるほど孤立しがちで、自分の努力を誰にも認められないという状況が起こってきます。そういう状況の中では、自分に自信が持てなくなる人がいたり、自信がないから攻撃的になるという人もいます。しかし、すべての人に、自分なりに頑張っていることはあるはずですから、そういうことを過

小評価しないできちんと認めてあげることは大事なことです。

「自分が頑張ったこと」や「自分が苦労したこと」を誰かに話して、聞いてもらえたり、ポジティブなフィードバックが返ってきたりすると、自分の存在を認めてもらっていると感じられ、それが自信につながります。そして、そういう経験をした人は、今度は他の人をほめるようになり、他の人がやったことをポジティブにフィードバックするというように、良い循環が生まれます。

良い循環をつくるために、まず他の人の良いところに気づいたらほめることから始めてみましょう。周りを見渡して、「この人はこんなふうに頑張っている」「あの人はこんな良いところがある」というように、心の中では思っているけれども、これまで言葉にして言ってこなかったという人がいたら、それこそもったいない話です。その人に自分の気持ちを素直に伝えてみましょう。

素晴らしいと思ったら、素直に「素晴らしい」と表現します。それが円滑なコミュニケーションの基盤になり、何でも本音で言い合える関係につながっていきます。

ただし、ほめることが良いからといって、単に形だけほめてはいけません。ほめまくられている、おだてられていると感じると、相手はほめられたことのありがたみが薄れるばかりでなく、魂胆があるのかもしれないと警戒してしまいます。心からほめることが大切です。

また逆に、ほめられたときは、笑顔で「ありがとう」「嬉しいなあ」など、アサーティブに受け取り返していき

ましょう。

2)"自分も相手も OK"という考え方を持つ

　心理療法の一つである交流分析には、自分と他人に対する「基本的構え」という考え方があります。これは、幼少期に芽生えた感情によって基本が形成され、将来の人間関係のあり方まで左右するといわれています。

　図 12 に、4 つの基本的構えとその特徴を示します。

　縦軸の上側は「私は OK である（I am OK）」、下側は「私は OK でない（I am not OK）」を表し、横軸の右側は「他人は OK である（You are OK）」、左側は「他人は OK でない（You are not OK）」を表します。このような自分に対する構えと他人に対する構えの組み合わせによって、4 分割されています。

　右上の構えは「私も他人も OK である」（自己肯定・他者肯定）、右下の構えは「私は OK でないが、他人は OK である」（自己否定・他者肯定）、左上の構えは「私は OK であるが、他人は OK でない」（自己肯定・他者否定）、左下の構えは「私も他人も OK でない」（自己否定・他者否定）となります。

　ここでいう「OK である」と「OK でない」のそれぞれの具体的な内容は、**表 17** のとおりです。

　良好な人間関係を築ける人は、言うまでもなく、右上の構えのところにいます。前向きで建設的です。一方、良好な人間関係を築くのが苦手だという人は、右上以外の構え

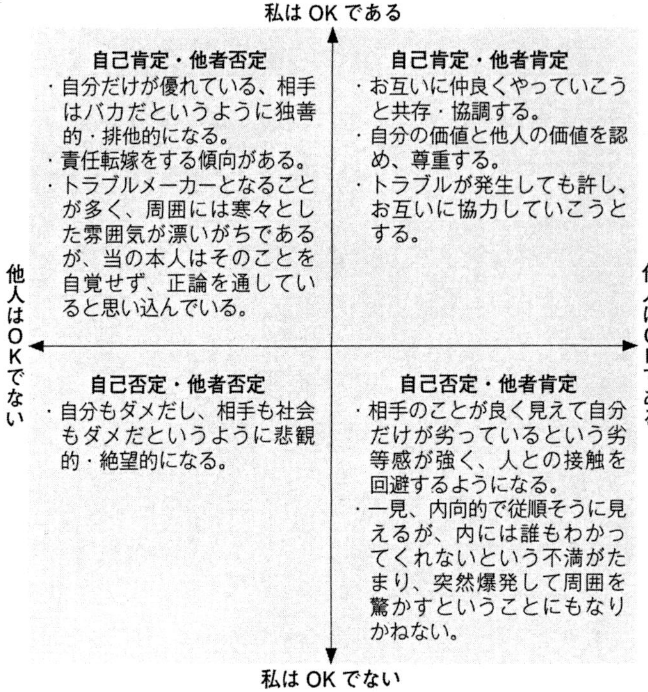

図12 4つの基本的構え

私はOKである

自己肯定・他者否定
- 自分だけが優れている、相手はバカだというように独善的・排他的になる。
- 責任転嫁をする傾向がある。
- トラブルメーカーとなることが多く、周囲には寒々とした雰囲気が漂いがちであるが、当の本人はそのことを自覚せず、正論を通していると思い込んでいる。

自己肯定・他者肯定
- お互いに仲良くやっていこうと共存・協調する。
- 自分の価値と他人の価値を認め、尊重する。
- トラブルが発生しても許し、お互いに協力していこうとする。

他人はOKでない ／ **他人はOKである**

自己否定・他者否定
- 自分もダメだし、相手も社会もダメだというように悲観的・絶望的になる。

自己否定・他者肯定
- 相手のことが良く見えて自分だけが劣っているという劣等感が強く、人との接触を回避するようになる。
- 一見、内向的で従順そうに見えるが、内には誰もわかってくれないという不満がたまり、突然爆発して周囲を驚かすということにもなりかねない。

私はOKでない

のいずれかにいると考えられますが、「性格だからしょうがない」と思ってあきらめたりしているかもしれません。しかし、この基本的構えというのは、幼少期に形成されると先に述べましたが、実は、それが生涯決定づけられてしまうのではなく、成長してからも変えることができるのです。今、良好な人間関係を築くのが苦手だという人も、「私も他人もOKである」という構えになるように日ごろ

表17 「OKである」と「OKでない」の内容

OKである	OKでない
安心感がある	安心できない
愛されている	愛されるに値しない
良い人間だ	意地が悪い
生きている価値がある	無知である
正しい	バカである
強い	弱い
楽しい	のろまである
できる	できない
役に立つ	失敗する
優れている	劣る
やればうまくいく　など	何をやってもダメ　など

から心がけることで、その構えが身についていきます。

　例えば、「私はOKでない」を「私はOKである」に変えていくには、まず自分を好きになることです。好きになれば、自分の良い面を発見でき、自分を信じられるようになっていきます。次に、「私も他人もOKである」という構えになること、つまり、自分も相手も信頼することですが、自分を信じられれば、自分以外の人もきっと信頼できるに違いないと感じられるようになっていきます。

　できれば「私も他人もOKである」という構えになるように努力することが良好な社会生活を送るうえで大切ですし、アサーティブになるうえでも、こうした前向きで建設的な人間関係の構え・考え方を持つことが重要です。

3) 相手の話をじっくり聞く（聴く）

　自分を理解してもらいたいときは、相手のことも理解しようとしなければなりません。そのためには、相手にしっかり耳を傾けて、相手の話を聞こうという姿勢がないとうまくいきません。ところが、人はそれぞれ異なった枠組み（価値観など）を持っていて、相手の言ったことを自分の枠組みでとらえてしまい、自分の都合の良いように解釈したり、自分の思いのままにとらえて満足していたりします。これでは相手を理解したことにはなりません。相手を理解するためには、相手に関心を持って、相手の言うことを相手の枠組みでとらえることが必要です。

　聞くときは、相手の目を見て、うなづいたり相づちを打ったりして、相手の気持ちになってじっくり聞きます。日本人の場合、目をじっと見つめられると嫌がる人もいます。そのときは、例えば、眉間のあたりや鼻の先あたりを見ながらであれば聞きやすいと思います。そして、わかったときには、「わかった」と言ったり、深いうなづきで示したりします。一方、わからないときにはきちんと「わからない」と返し、理解できないことは、「理解したいから」と再度聞き返すことも大切です。また、自分が相手の話をきちんと理解できているか不安になったときには、「こういうふうに理解したのですが、間違いないですか」と確認するとよいでしょう。相手に関心を持ってしっかり聞いていると、自然に適切な質問が出てきます。ときどきそうした質問をはさむと会話がよりスムーズに進みます。

このような積極的な聞き方をすると、相手も「自分のことをわかってくれている」「受け止められている」と感じられ、お互いの関係が心地良いものになっていきます。

また、言葉だけではなく、相手の表情や態度、声の調子などは大切なボディランゲージですので、それらを観察しながら聞いていきます。

また逆に、自分のことを伝えたい場合に、相手に聞こうという姿勢や聞く準備ができていないと、いくら一生懸命伝えようとしてもうまくいきません。アメリカの実業家カーネギーは、著書『人を動かす』の中で、「相手が言いたいことをまだ持っている限り、こちらが何を言ってもムダである」と言っています。相手の話を途中で遮らずに最後までじっくり聞いてあげれば、今度は相手が聞く耳を持つようになるというわけですね。

4) 言語的および非言語的コミュニケーションを活用する

コミュニケーションは、言葉による「言語的コミュニケーション」と口調・表情・態度・外見などによる「非言語的コミュニケーション」によって構成されます。

『メラビアンの法則』によれば、話し手が受け手に与える印象の大きさは、言語情報（言葉など）が7％、聴覚情報（口調や話すスピードなど）が38％、視覚情報（表情や態度など）が55％という割合になるようです。つまり、非言語的コミュニケーションが全体の93％を占めています。したがって、言語的コミュニケーションの内容を正確

表18 「嬉しいな」というポジティブな言葉と語調と表情の一致・不一致によるメッセージの伝わり方

言葉、語調、表情の一致・不一致	言葉 「嬉しいな」(○)	語調 語尾を上げる(○) 語尾を強める(×)	表情 笑顔(○) 怒った表情(×) 悲しい表情(△)	メッセージの伝わり方
3つとも一致	○	○	○	すべての表現がポジティブなので、メッセージが正確に伝わり、誤解されることがない。
2つのみ一致	○	○	×	ポジティブとネガティブの2つのメッセージが同時に伝わるので、受け手はどちらが本当なのかと戸惑う。ただし、比較的コントロールが難しい非言語的コミュニケーションの表現から、受け手は送り手の本音を読み取りがちである。
	○	×	○	
	○	×	×	
3つとも不一致	○	×	△	メッセージは伝わらない。

(諏訪茂樹:人と組織を育てるコミュニケーション・トレーニング.日本経団連出版, 2000. を参考に作成)

かつ効果的に伝達するためには、非言語的コミュニケーションも重要で、しかも言語的コミュニケーションと非言語的コミュニケーションは一致していることが大切なのです。

一般に、言行一致という言葉がありますが、送り手の言っていることとやっていることが一致しないと、その受け手は理解できずに戸惑い、送り手を信用できなくなることもあります。

例えば、「嬉しいな」というポジティブな言葉を言いながら、語調や表情がその言葉と一致する場合と一致しない場合に、メッセージの伝わり方はどのように違ってくるでしょうか。**表18**にまとめてみました。一般に、語尾の音を上げたり伸ばしたりすると、優しさ、親しみ、愛情、感謝、喜びなどのポジティブな感情（○で示してあります）が効果的に表現されます。一方、語頭あるいは語尾の音を強めると、怒りやいらだちなどのネガティブな感情（×で示してあります）が伝わります。

このように、メッセージを伝える際に、言語的コミュニケーションと非言語的コミュニケーションで同じメッセージが伝わっているか、ときには自分の口調や表情などもチェックしてみることも必要でしょう。

次に、相手に伝えるときの非言語的コミュニケーションの効果的な用い方と注意点をいくつか紹介しましょう。

「目は口ほどにものを言う」「目は心の窓」といわれるように、視線は非言語的コミュニケーションの視覚的なものの代表ともいえます。視線を合わせて話すと、「相手に対

する好意、興味や関心の強さ」「対話への積極的な姿勢」を伝えることができます。また、相手の目をしっかり見て話すことによって、聞き手はその内容をより詳細に、より長い期間よく覚えていることがわかっています。つまり、会話の肝心な部分では、視線を合わせてしっかりと伝えるのが効果的といえそうです。

聴覚的なものとして、声の大きさや高さ、話すスピードなども相手が聞き取りやすいように工夫する必要があります。

表情や姿勢、態度も多くを伝えます。大体50歳を過ぎると、顔の筋肉がこわばってきて、無表情で怖い顔になりやすくなります。意識して柔和な表情をつくったり、表情筋を鍛えるのも役に立つでしょう。背筋を伸ばし、笑顔でいると、自然に気持ちも前向きになってきます。また、話の最中に無意識に腕を組む人がいますが、これは対話を拒絶するメッセージを相手に与えてしまうので注意が必要です。

外見も重要な役目を果たしています。外見がいかに人の心理に影響を与えるかという話題になると、1960年のケネディとニクソンのアメリカ大統領選がよく引き合いに出されます。当時、両氏の討論会はラジオとテレビで中継されましたが、ラジオを聞いた国民は演説の中身からニクソンを支持し、テレビを見た国民ではケネディが優勢となりました。濃紺の背広にストライプのネクタイを締めたケネディは若々しく洗練されて映り、地味なスーツを着て濃い髭剃り跡が浮かぶニクソンは悪人か病人のような印象を与え、テレビ視聴者は外見に左右されたようです。外見は相

手に与える印象に影響を及ぼすだけではありません。気分が晴れないときや落ち込んでいるときなどに、逆にきちんとした服装をすると、自分自身も気分がスッキリしたりします。

5) 必要なときは「ノー」と言う

頼まれると、なかなか「ノー」と言えない人は多いものです。断ることで相手を傷つけたり相手に嫌われたりするのではないかと考えてしまうのでしょう。また逆に、断られることで自分は嫌われたと考えてしまう人もいるのではないでしょうか。しかし、断ることは、相手の要求を拒否するのであって、相手のすべてを否定することではありません。断られることも同様で、相手がたまたまある部分で考えや都合が合わないためにこちらの要求を拒否するのであって、自分のすべてが拒絶されることではないのです。

なかなか「ノー」と言えない人は、悩んだり迷ったりしている問題にすぐ答えを出すよりも、「ちょっと考えさせてください」とか「後で連絡させてください」と言って時間稼ぎをすることがあります。そのほうがはるかに楽だからです。しかし、答えが「ノー」になることがわかっている場合は、このような時間稼ぎは自分にとっても相手にとっても時間がムダになるばかりでなく、ストレスにもなります。今なら5分で答えられることであっても、将来にはずっと多くの時間とエネルギーが必要になってしまうものです。否定的な返事は、先送りしても状況が変わらないの

であれば、思い切って早めに伝えるほうが結果的にお互いを大切にすることになります。

相手と今後も良い関係を維持していきたいからこそ、必要なときには「ノー」という自分の気持ちや考えをきちんと伝えることが大切なのです。

では、どのように断れば、自分の気持ちや考えをきちんと伝えることができるのでしょうか。

まずどんな断り方があるのか見てみましょう。断り方には、次の4つのパターンがあるといわれています。

> ① はっきりと断らずに我慢し、相手が察してくれるのを待つ
> ② 「できません」「やれません」と怒りながら断る
> ③ 「はい」と返事をしておきながら、いつまでもやらない
> ④ 自分も相手も傷つけないようにしながら、はっきりと断る

①の場合、相手は要求をかなえられることになりますので満足しますが、自分は欲求不満をためてしまいます。また、②の場合には、一時的に自分の要求は満たされますが、相手の反感を買い、人間関係がギクシャクしてしまいます。さらに、③の場合には、自分ははっきりと断ることができなくて欲求不満を感じて、相手に反発したくなっています。しかし、直接不満を表すことができなくて、言われたことをやらないことで、後からじっくり仕返しをするといった間接的なやり方で不満を示しており、お互いの信

```
謝罪
 ▼
断る理由
 ▼
断り
 ▼
代替案の提示
```

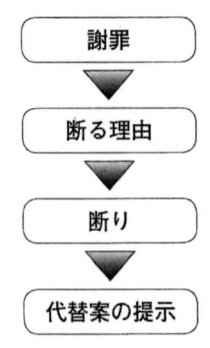

図13　「断り」の基本ステップ

頼関係は築けません。

そこで、相手との良好な人間関係を築くためには、④の断り方を身につけることが大切になってきます。その基本ステップを図13に示しました。

> **（例1）上司から急な残業を頼まれて、断らなければならないとき**
> 謝罪：　　　　申し訳ありません。お手伝いしたい気持ちは山々なのですが、
> 断る理由：　　今日は以前から約束していた大切な用事がありまして、
> 断り：　　　　どうしても残業することができないんです。
> 代替案の提示：今日は無理ですが、明日の朝一番でもよろしければお手伝いさせていただきます。

> **(例 2) PTA 主催の行事で挨拶を頼まれて、断らなければならないとき**
> 謝罪：　　　　大変申し訳ないのですが、
> 断る理由：　　人前で話すのがひどく苦手なものですから、
> 断り：　　　　どうしてもお引き受けかねます。
> 代替案の提示：会場の設営や受付など、できるお手伝いをさせていただくというのではいかがでしょうか。

6) 怒りへの対応を工夫する

「喜怒哀楽」という言葉の中にも「怒」という字が含まれているように、怒りは人間の持つ自然な感情の一つです。ところが、怒りの感情は抑えたほうがよいと思い込んでいる人も多いのではないでしょうか。日常的にも、怒りを感じるとその怒りを攻撃で表したり、またそれに対し、攻撃された側も攻撃で仕返すといった光景がよく見られます。そのため、怒りを表すと恐ろしい結果になる、だから怒りを表すのは避けるべきだし、さらには怒りを感じるべきでないといった考えが身につくのも自然なことのように思います。

このように怒りを感じることを否定していると、怒りを感じそうなときに、「こんなことで怒るのは大人気ない」とその怒りを意識的に打ち消そうとしたり、あるいは無意

識に打ち消してしまったりするようになります。そして、自然に感じる怒りを表現しないでいると、欲求不満を募らせ、それが攻撃に転じることになるのです。ところが、本来、怒りと攻撃は別物であって、怒りはアサーティブに表現できるものなのです。

　アサーティブであるということは、どんな自分であっても、ありのままでよいということですから、ポジティブであろうとネガティブであろうと、どんな感情もすべて平等に感じてよいわけです。こうした自分の感情を大切にしてよいという考えを持っていると、自分が怒りを感じることに寛大になれます。怒りを感じない人はいませんし、怒るときは怒ってもかまわないのです。ただし、前向きでアサーティブに表現していきましょう。そうすれば自分自身も納得ができ、周りの人からも受け入れられるでしょう。

　では、怒りを表現するにはどうすればよいのでしょうか。

　怒りは、その程度によって弱い怒り、中程度の怒り、強い怒りの3つに分けられます。おおむね、**図14**のように、①から始まり、相手に伝えずに怒りをためていると②の段階へ、そして③の段階へと、怒りはだんだんエスカレートしていきます。

　怒りを表現するときは、できるだけ始めの弱い段階のときに「小出し」にして表現するほうが伝えやすくなります。また、相手もこちらの言うことに耳を傾けやすくなります。例えば、①の段階ならば、自分でも相手に何が言いたいのか把握しやすくなります。自分の気持ちを把握しよ

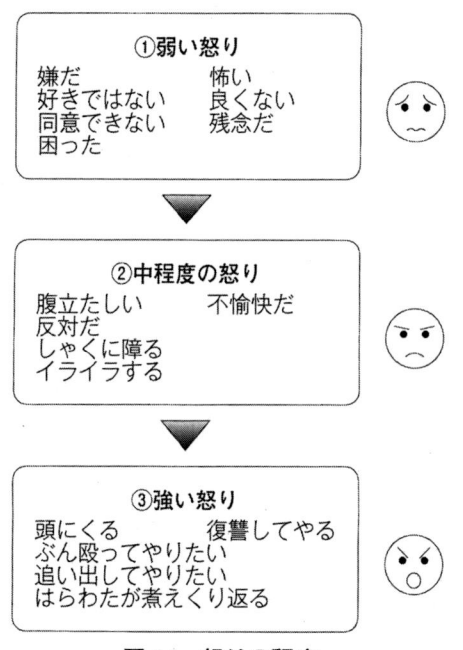

```
┌─────────────────────────────┐
│      ①弱い怒り               │
│  嫌だ          怖い          │
│  好きではない   良くない      │
│  同意できない   残念だ        │
│  困った                      │
└─────────────────────────────┘
            ▼
┌─────────────────────────────┐
│      ②中程度の怒り           │
│  腹立たしい     不愉快だ      │
│  反対だ                      │
│  しゃくに障る                 │
│  イライラする                 │
└─────────────────────────────┘
            ▼
┌─────────────────────────────┐
│      ③強い怒り               │
│  頭にくる       復讐してやる  │
│  ぶん殴ってやりたい           │
│  追い出してやりたい           │
│  はらわたが煮えくり返る        │
└─────────────────────────────┘
```

図 14　怒りの程度

うとするときには、「何について自分は怒っているのか／何が嫌か」「相手に何を伝えたいのか」「何がどう変わってほしいのか／どうしてほしいのか」などを自分に問いかけていくとよいでしょう。

　怒りがたまってくると、自分の気持ちが自分でわからなくなってきます。また、自分の感情であったはずの怒りが「相手のせい」と思うようになり、自分自身で自分の怒りをコントロールできなくなってきます。少なくとも②の段階までに、やめてほしいことをはっきり伝えられれば、嫌

なことを繰り返されたり、さらに怒りがたまるのを防ぎやすくなります。

　もし③の段階の強い怒りになってしまっているときには、相手に脅威を与えないように、「何が嫌か」「どうしてほしいか」をはっきり伝えるようにします。

　私たちが怒りを感じるときは、自分にとって重要な相手であったり、重要な場であったりするため、心の奥底では相手とうまくやりたい（より良い関係をつくりたい）と思っていることが多いのです。そういうときだからこそ、自分の気持ちや考えを整理して相手にきちんと伝えることが大切です。それには、後述のDESC法が便利です。

　逆に、相手から怒りを向けられたときはどう対応したらよいでしょうか。

　自分の感情は自分のものですから、当然、相手の怒りは相手のものです。相手の怒りを相手のものとして受け止め、その理由を理解し、相手に協力する意志があることを伝えるとよいでしょう。例えば、「どうしたの？」「何を怒っているの？」「理解したいから、わかりやすく話してほしい」といったメッセージをアサーティブに伝えます。このときに、「そんなに怒ることはない」などと相手の怒りの気持ちを否定しないようにします。

　もし自分が脅威を与えているのだとしたら、自分が変えられることを変えることで協力したり、詫びるなどできることをします。また、もし相手から怒りを向けられてひどく緊張したり、防衛的になってしまったら、相手の気持ちを受け止める余裕もなくなりますので、そういうときは

「ちょっと待ってください」「動揺している」「怖い」などと、自分の気持ちを伝えます。通常の人間関係では、弱さを見せたとき、立ち止まってどうにかしようと建設的になることが多いものです。それでも解決できない場合は、第三者に仲介を頼むのも一つの方法です。

7）「I メッセージ」で気持ちを伝える

　I メッセージとは、「私は〜と感じている」「自分は〜という気持ちだ」などと、「私」を主語にした表現のことをいいます。I メッセージを使うと、「私は怒っている」「私はイライラしている」などと、自分の怒りの感情が自分のものであることが明確に示されます。

　これに対し、You メッセージというのは、「あなた」を主語にした表現で、「あなたが悪い」「お前のせいだ」と相手に対して攻撃的になりがちです。一般に、You メッセージに対しては、人はなかなか耳を傾けるのが難しいものです。

　例えば、約束の時間に遅れてきた相手に対し、You メッセージでは、「時間を守れないなんて、あなたは最低よ」となってしまいますが、I メッセージならば、「（あなたに）時間を守ってもらえなくて、私はとても残念だし、腹も立っている」となり、相手とのコミュニケーションの余地が残されています。

　ただし、怒りをアサーションで表現しても、相手が余計に攻撃的に返してくるのではないかと不安に思うときもあ

ります。また、アサーションする時間やエネルギーに見合わない場合や危険な場合は、アサーションしないことを「アサーティブ」に選択することができます。同様に、怒りのアサーションも「しない」ことを選択することもできるのです。

8)「DESC 法」で歩み寄る

人が率直なコミュニケーションを行うと、両者が合意することもあれば、事情や状況によって合意できないこともあり得ますので、そこに葛藤が起こります。そのため、アサーションは、葛藤が生じたときに、それをどう解決するかを考え、話し合う方法でもあります。

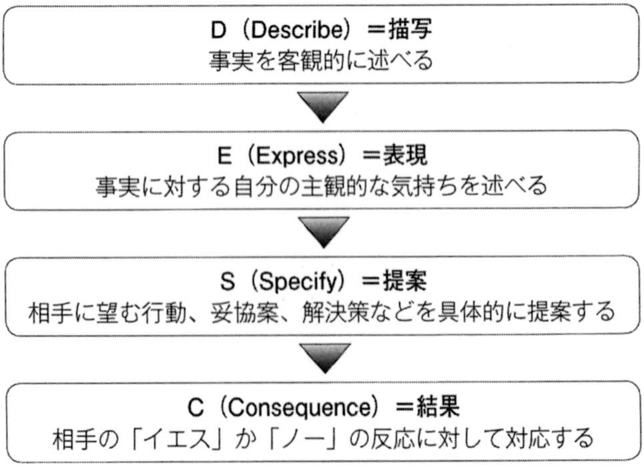

```
D（Describe）＝描写
事実を客観的に述べる
        ▼
E（Express）＝表現
事実に対する自分の主観的な気持ちを述べる
        ▼
S（Specify）＝提案
相手に望む行動、妥協案、解決策などを具体的に提案する
        ▼
C（Consequence）＝結果
相手の「イエス」か「ノー」の反応に対して対応する
```

図 15　DESC 法の基本ステップ

葛藤が起こったときにお互いにアサーティブに対応する方法の一つに、バウアー夫妻が発案したDESC（デスク）法があります。DESC法は、交渉や頼みごとなどをするときに有効な方法です。

DESC法の基本ステップを図15に示しました。

まず事実を客観的に述べ（D）、次に事実に対する自分の主観的な気持ちを述べます（E）。そして相手に具体的な提案をし（S）、さらに相手の「イエス」か「ノー」の反応に対して対応をする（C）というものです。

次の例で、ありがちな会話とDESC法による会話を比べてみましょう。

（例1）お客様に持って行った提案書に不備があり、契約をとれずに戻って来た部下に上司が忠告するとき

<u>ありがちな会話</u>

また契約をとれずに戻って来たのか。
まったく頼りにならないな。
あとは自分で何とかしろ。
それだからいつまでも出世できないんだ。

<u>DESC法による会話</u>

D：これで2回連続契約をとれなかったことになる。
E：今回は期待していたんだぞ。
S：今後はお客様に見せる前に相談してくれないか？
C：肯定した場合：そうしてくれると、事前にアドバイスもできるからな。

> 否定した場合：じゃあ、今、次の提案書について
> 一緒に考えよう。

（例2）狭い歩道を自転車に乗って勢いよく走ってくる男性に注意をしたいとき

ありがちな会話
　歩道は走るところじゃないぞ。
　迷惑な人だな。
　すぐに降りろ。
　まったく常識がないんだから。

DESC法による会話
D：歩道を走っていますよ。
E：ヒヤッとしました。
S：歩道では自転車から降りて押していただけませんか。
C：降りた場合：　どうもありがとう。
　　降りない場合：あちらの車道を走っていただければ、歩行者は助かります。

　DESC法は、「今、どういうことに、どういう気持ちを持っている。だから、こうしてくれないかと提案する」というように、自分の気持ちや考えを整理して伝えることができる便利な方法です。提案は受け入れられないこともありますので、複数考えておけば、新たな提案ができ、相互の歩み寄りも可能になり、自分も相手も満足できる結論を

導き出すことができるでしょう。

引用・参考文献

1) 村上正人, 桂　戴作：ストレスの早期発見, その対策と治療法. ストレスと人間科学, 3：9-12, 1988.
2) 山本晴義：ストレス一日決算主義. 日本放送出版協会, 2005.
3) 山本晴義, 佐々木篤代, 青沼忠子, 他：臨床医の立場での実践とスポーツ医学における応用（特集, 交流分析の展望）. 交流分析研究, 20：81-88, 1995.
4) 内山喜久雄：ストレス・コントロール. 講談社, 1985.
5) 佐々木雄二：自律訓練法の実際. 創元社, 1976.
6) 河野友信, 石川俊男（編）：ストレス事典. 朝倉書店, 2005.
7) 丹野義彦：エビデンス臨床心理学—認知行動理論の最前線. 日本評論社, 2001.
8) バーンズ D：いやな気分よ、さようなら—自分で学ぶ「抑うつ」克服法. 星和書店, 2005.
9) グリーンバーガー D, パデスキー CA. 大野　裕（監訳）：うつと不安の認知療法練習帳, 創元社, 2001.
10) クラーク DM, フェアバーン CG（編）：認知行動療法の科学と実践. 星和書店, 2003.
11) ベック AT, ラッシュ AJ, ショウ BF, 他. 坂野雄二（監訳）：うつ病の認知療法. 岩崎学術出版社, 1992.
12) Abramson L, Alloy LB & Metalsky GI: The cognitive diathesis-stress theories of depression. In:

Alloy LB (ed.). *Cognitive Processes in Depression.* New York: Guilford Press, 1988.

13) 坂野雄二, 丹野義彦, 杉浦義典 (編): 不安障害の臨床心理学. 東京大学出版会, 2006.

14) Clark DM: A cognitive approach to panic. *Behaviour Research and Therapy,* 24: 461-470, 1986.

15) Salkovskis PM: Obsessional-compulsive problems: A cognitive-behavioural analysis. *Behaviour Research and Therapy.* 23: 571-583, 1985.

16) Clark DM & Wells A: A cognitive model of social phobia. In: Heimberg R, Liebowitz M, Hope DA, et al. (eds.). *Social Phobia: Diagnosis, Assessment and Treatment.* New York: Guilford Press, 1995.

17) アンドリュース G, クリーマー M, クリーノ R, 他. 古川壽亮 (監訳): 不安障害の認知行動療法 (1) ーパニック障害と広場恐怖. 星和書店, 2003.

18) アンドリュース G, クリーマー M, クリーノ R, 他. 古川壽亮 (監訳): 不安障害の認知行動療法 (2) ー社会恐怖. 星和書店, 2003.

19) アンドリュース G, クリーマー M, クリーノ R, 他. 古川壽亮 (監訳): 不安障害の認知行動療法 (3) ー強迫性障害と PTSD. 星和書店, 2005.

20) 平木典子: アサーショントレーニングーさわやかな「自己表現」のために. 日本・精神技術研究所, 1993.

21) 諏訪茂樹: 人と組織を育てるコミュニケーション・トレーニング. 日本経団連出版, 2000.

著者紹介
桃谷裕子

横浜労災病院勤労者メンタルヘルスセンター　臨床心理士

1983年東京薬科大学薬学部卒業、萬有製薬(株)、NTT関東逓信病院（現・NTT東日本関東病院）の薬剤師、ソネット・エムスリー(株)の管理職などを経験した後、駒澤大学大学院人文科学研究科心理学修士課程修了、現在に至る。神奈川大学教職員カウンセラー、公的機関や企業のメンタルヘルス研修講師も務める。

著書：「心とからだの健康教室～ストレスと病気のガイドブック～」（新興医学出版社）

山本晴義

横浜労災病院勤労者メンタルヘルスセンター長

1948年　東京生まれ。1972年　東北大学医学部卒業。

1991年　横浜労災病院心療内科部長に。2001年より現職。医学博士。
神奈川産業保健推進センター相談員、日本医師会認定産業医、文京学院大学講師、神奈川県立保健福祉大学講師。

主な著書：「ストレス教室」（新興医学出版社）、「ストレス一日決算主義」（NHK出版）、「ビジネスマンの心の病気がわかる本」（講談社）、「働く人のメンタルヘルス教室」（新興医学出版社）など。

©2010　　　　　　　　　第1版発行　　　平成22年1月15日

メンタルサポート教室
～ストレス病の予防と治療のためのアプローチ～

（定価はカバーに表示してあります）

検印省略	著　者	桃　谷　裕　子 山　本　晴　義

発行者　　　　　　　　　　　　服　部　治　夫
発行所　　　　　　株式会社　新興医学出版社
〒113-0033　　東京都文京区本郷6丁目26番8号
電話 03(3816)2853　FAX 03(3816)2895

印刷　大日本法令印刷株式会社　ISBN 978-4-88002-171-3　郵便振替　00120-8-191625

- 本書の複製権・上映権・譲渡権・公衆送信権（送信可能化権を含む）は株式会社新興医学出版社が保有します。
- JCOPY〈(社)出版者著作権管理機構　委託出版物〉

本書の無断複写は著作権法上での例外を除き禁じられています。複写される場合は、そのつど事前に、(社)出版者著作権管理機構（電話 03-3513-6969、FAX 03-3513-6979、e-mail: info@jcopy.or.jp）の許諾を得てください。